Amel Ouyahia

La toxoplasmose en Algérie

Amel Ouyahia

La toxoplasmose en Algérie

poids et mesures

Presses Académiques Francophones

Impressum / Mentions légales
Bibliografische Information der Deutschen Nationalbibliothek: Die Deutsche Nationalbibliothek verzeichnet diese Publikation in der Deutschen Nationalbibliografie; detaillierte bibliografische Daten sind im Internet über http://dnb.d-nb.de abrufbar.
Alle in diesem Buch genannten Marken und Produktnamen unterliegen warenzeichen-, marken- oder patentrechtlichem Schutz bzw. sind Warenzeichen oder eingetragene Warenzeichen der jeweiligen Inhaber. Die Wiedergabe von Marken, Produktnamen, Gebrauchsnamen, Handelsnamen, Warenbezeichnungen u.s.w. in diesem Werk berechtigt auch ohne besondere Kennzeichnung nicht zu der Annahme, dass solche Namen im Sinne der Warenzeichen- und Markenschutzgesetzgebung als frei zu betrachten wären und daher von jedermann benutzt werden dürften.

Information bibliographique publiée par la Deutsche Nationalbibliothek: La Deutsche Nationalbibliothek inscrit cette publication à la Deutsche Nationalbibliografie; des données bibliographiques détaillées sont disponibles sur internet à l'adresse http://dnb.d-nb.de.
Toutes marques et noms de produits mentionnés dans ce livre demeurent sous la protection des marques, des marques déposées et des brevets, et sont des marques ou des marques déposées de leurs détenteurs respectifs. L'utilisation des marques, noms de produits, noms communs, noms commerciaux, descriptions de produits, etc, même sans qu'ils soient mentionnés de façon particulière dans ce livre ne signifie en aucune façon que ces noms peuvent être utilisés sans restriction à l'égard de la législation pour la protection des marques et des marques déposées et pourraient donc être utilisés par quiconque.

Coverbild / Photo de couverture: www.ingimage.com

Verlag / Editeur:
Presses Académiques Francophones
ist ein Imprint der / est une marque déposée de
OmniScriptum GmbH & Co. KG
Heinrich-Böcking-Str. 6-8, 66121 Saarbrücken, Deutschland / Allemagne
Email: info@presses-academiques.com

Herstellung: siehe letzte Seite /
Impression: voir la dernière page
ISBN: 978-3-8381-4170-1

La toxoplasmose en Algérie : Poids et mesures

« L'âme du monde se nourrit du bonheur des gens , de leur malheur , de l'envie , de la jalousie. Accomplir sa légende personnelle est la seule et unique obligation des hommes. Tout n'est qu'une seule chose. Et quand tu veux quelque chose, tout l'univers conspire à te permettre de réaliser ton désir. Une quête commence toujours par la chance du débutant et s'achève toujours par l'épreuve du conquérant.

«. Paulo Coelho. L'Alchimiste.

A l'éternel Dieu tout puissant, secours, qui ne manque jamais à mon appel .

A maman , *qui aurait tant aimé v`ir ce j`ur …*
Puisse t - elle apprécier cet humble geste c`mme preuve de rec`nnaissance
de la part d'une fille qui a t`uj`urs prié p`ur le salut de s`n âme.
Puisse Dieu, le t`ut puissant, l'av`ir en sa sainte miséric`rde !

A papa , Que Dieu te protège et te prête bonne santé et longue vie.

En témoignage de mon éternelle reconnaissance, Merci de trimer sans relâche, malgré les péripéties de l'âge, de la santé, de la vie, au bien-être de tes enfants. Enfin ! Merci tout simplement d'être… mon père .

A la mémoire de ma chère amie et sœur **Meriem Maza** qui nous a quittée en septembre 2007. Que Dieu t'accorde sa miséricorde.

MERCI ...

A mon mari, le docteur Kouicem Hichem , pour son aide si précieuse , sa patience , son réconfort et , son soutien .

A mes enfants, Aya Tinhinan, Mohamed Safir et Adem Ranim, puissiez vous faire encore mieux que vos parents ...

A mon   unique soeur wided hakima ,d'être toujours à mes côtés, ta présence, et ton amour, donnent du goût et du sens à notre vie de famille.

Mes remerciements vont vers monsieur **le Professeur Abdelaziz Segueni** , vos qualités humaines et professionnelles forcent l'admiration. Je suis très fière d'être votre élève.

Tout au long de ces trois années de travail, votre grande expérience et la pertinence de votre jugement m'ont permis de beaucoup apprendre et de surmonter l'ensemble des difficultés rencontrées.

Je tiens aussi à souligner sa générosité et sa très grande disponibilité. De plus, l'immense liberté qu'il m'a donnée et la confiance qu'il m'a accordée m'ont été fort précieuses.

 Bref, j'ai eu la chance d'évoluer dans un environnement scientifique incomparable.

Le professeur A.Segueni m'a témoigné sa confiance et son soutient à chaque instant de ce travail. Tout ce qui est présenté dans ce travail lui doit énormément.

Sommaire

La toxoplasmose en Algérie : Poids et mesures *1*

1. Historique 11
2. Agent causal. 11
    2.1. Tax`n`mie. 11
    2.2. Structure générale et ultra structure de T. g`ndii 12
3. Réservoir et cycle évolutif du toxoplasme 14
    3.2. Le cycle asexué 15
4. Dissémination dans les matrices environnementales 16
    4.1. Le sol 16
    4.2. L'eau 16
    4.3. Animaux sensibles à l'infection par les oocystes 16
    4.4. Rôle des aliments 17
5. Modes de contamination de la femme en âge de procréer 17
    5.3. Contamination de laboratoire 17
6. Réponse immunitaire 18
    6.1. Réponse immunitaire non spécifique 18
    6.2. Réponse immunitaire spécifique 18
7. Impact sanitaire chez la femme en âge de procréer 20
    7.1. Toxoplasmose acquise de la femme immunocompétente 20
    7.2. Toxoplasmose de l'immunodéprimée 21
8. Diagnostic positif. 22
    8.1. Examen direct 22
    8.2. Inoculation à la souris 22
    8.3. Culture cellulaire 22
    8.4. Biologie moléculaire 23
    8.5. Diagnostic sérologique 23
    8.6. Techniques complémentaires 23
    8.7. Modalités diagnostiques 24
9. Traitement 25
10. Vaccination 26
11. Toxoplasmose et procréation 26
    11.1. Influence de la gestation sur la réponse immunitaire maternelle 26
    11.2. Transmission verticale 27
    11.3. Facteurs influençant la sévérité de la toxoplasmose congénitale 29
    11.4. Diagnostic de la toxoplasmose congénitale 30
    11.5. Traitement 34

Etude pratique *36*

2. Matériel et méthodes 37
    2.1. Cadre de l'étude 37
    2.3. Recueil des données 38

    2.4. Techniques sérologiques utilisées...38
    2.5. Techniques statistiques utilisées 38
    2.6. Exploitation des données 39
3. Résultats 39
5. La toxoplasmose poids et mesures..59

Revue de littérature

1. Historique

T`x`plasma g`ndii* a été découvert au début du XXème siècle en Tunisie par deux médecins français Charles Nicolle et Louis Herbert Manceaux chez un rongeur d'Afrique du Nord, *Cten`dactylus g`ndi* (1) ; de façon quasi simultanée, l'italien Alfonso Splendore le décrit chez le lapin au Brésil (2). Chez l'homme, la première description d'un cas de toxoplasmose congénitale est rapportée par l'ophtalmologiste tchèque Josef Jankù en 1921 (3) et la première mise en évidence de *T. g`ndii dans les infections humaines par Wolf et al.(4) chez un enfant atteint d'encéphalite.

Wolf, rapporte en 1939 les transmissions possibles entre hôtes intermédiaires par inoculation de tachyzoïtes. Sabin et Feldman en 1948, mettent au point les premiers tests sérologiques ce qui a permis de révéler l'importance de la prévalence de la toxoplasmose humaine.

La mise au point de l'immunofluorescence indirecte en 1957 par Goldman et Kelen a facilité la quantification des anticorps spécifiques. Desmonts, en 1965 identifie le rôle dans la transmission de la consommation de viande insuffisamment cuite. Ce n'est qu'en 1969 que le rôle du chat comme hôte définitif et l'existence des oocystes ont été démontrés, permettant de décrire le cycle de ce parasite.le souci actuelest de maîtriser la transmission materno fœtale et l'amélioration du diagnostic précoce, du traitement curatif et des préventions primaires et secondaires de la toxoplasmose de réactivation chez l'immunodéprimé.

2. Agent causal.
2.1. Tax`n`mie.

T. g`ndii est un protozoaire parasite, cosmopolite intracellulaire obligatoire dont la position systématique la plus admise a été précisée en 1980 par Levine : tableau 1.

Tableau 1. Taxonomie

embranchement:	Phylum	Classe:	Sous-classe:
Protozoa	Apicomplexa	*Sporozoea*(Leuckart, 1879) ;	*Coccidia*;
Ordre:	sous-ordre:	Famille:	**sous-famille:**
Eucoccidiida	*Eimeriina*	Sarcocystidae	**Toxoplasmatinae**
Genre: Toxoplasma		**Espèce:***gondii.*	

Le genre *Toxoplasma* ne contiendrait une seule espèce.

2.2. Structure générale et ultra structure de T. gondii.

Toxoplasma gondii est un protozoaire intracellulaire obligatoire du système histio-monocytaire ;il possède une organisation cellulaire polarisée contrôlée par un cytosquelette élaboré et caractérisée par la présence d'un complexe apical. Le toxoplasme présente au cours de son cycle 3 stades infectieux : les tachyzoïtes, les bradyzoïtes et les sporozoïtes.

2.2.1. Le tachyzoïte est une forme végétative intracellulaire hautement réplicative, mesurant 6-8 μm x 2-3 μm ; son extrémité antérieure est effilée et son extrémité postérieure arrondie. C'est le stade sous lequel le toxoplasme se multiplie lors des phases actives de l'infection. Le tachyzoïte est capable de pénétrer dans n'importe quel type cellulaire présent pendant la phase aiguë de l'infection toxoplasmique (5), il infecte les cellules nucléées de l'hôte et s'y multiplie toutes les 5 à 10 heures selon les souches au sein d'une vacuole parasitophore qui le protège de l'acidification et empêche la fusion avec les lysosomes.

La pénétration est un phénomène actif, très rapide (< 20 secondes) favorisé par les mouvements de torsions et de contractions du parasite et par les sécrétions des rhoptries. Après pénétration, le parasite est dans une vacuole parasitophore limitée par une membrane.

2.2.2. Le bradyzoïte est une forme végétative intracellulaire de multiplication lente qui caractérise la phase chronique de l'infection toxoplasmique. Il dérive du tachyzoïte , il s'en distingue par quelques détails ultrastructuraux ,noyau plus postérieur, plus grande richesse en grains d'amylopectine et en micronèmes .Cette transformation s'accompagne de la modification de la vacuole parasitophore dont la membrane et la matrice entre les parasites s'épaississent par dépôt d'un matériel granulaire dense aux électrons. Ainsi se constitue le *kyste t`x`plasmique*, qui peut contenir jusqu'à un millier de bradyzoïtes au métabolisme adapté à une vie quiescente (6). La transformation des tachyzoïtes en bradyzoïtes et de la vacuole parasitophore en kyste est un phénomène qui intervient très rapidement, dès 48 heures en culture cellulaire ; dès le 6ème jour après l'infection dans la toxoplasmose expérimentale de la souris.

2.2.3. Les kystes peuvent se former dans n'importe quel type cellulaire mais persisteront préférentiellement dans les neurones, les astrocytes, les cellules musculaires et les cellules rétiniennes. Il est admis que les kystes peuvent persister pendant toute la vie de l'hôte. A la mort de la cellule hôte, la paroi du kyste se rompt et les bradyzoïtes sont libérés dans le milieu extracellulaire avec des conséquences variables selon l'état immunitaire de l'hôte. Si le système immunitaire est efficace, certains toxoplasmes seraient détruits par le système immunitaire avant le pouvoir de pénétrer dans de nouvelles cellules, d'autres pourraient se réfugier dans des cellules voisines et donner de nouveaux kystes. La persistance de ces kystes entretient une immunité cellulaire qui prévient en principe toute réinfection.

2.2.4. Le sporozoïte est issu de la reproduction sexuée du parasite ; il est éliminé dans le milieu extérieur sous forme d'oocystes contenant quatre sporozoïtes. Les oocystes non sporulés (10 à 12 µm de diamètre) émis dans les fèces de chat contiennent une masse unique, le sporoblaste. Les sporozoïtes sont peu différents en microscopie optique et électronique des autres stades infectants, et peuvent pénétrer activement dans les cellules des hôtes intermédiaires .

2.3. Les différentes souches génotypiques.

95% des isolats connus appartiennent à 3 génotypes « classiques » (I, II, et III) (7) qui seraient apparues il y a 10 000 ans avec la domestication animale(8). Les génotypes recombinants et les génotypes atypiques (combinaison partielle ou totale d'allèles non I, II ou III) représentent les 5% restants (7).

Tableau 2. **Souches génotypiques**

Les souches		Origine	Comportement *in vivo*	Comportement *in vitro*	Inter conversion
type I	10% des collections d'isolats, représentées par la souche RH, sont des souches très virulentes pour la souris, rarement isolé	principalement humaine Europe, Etats-Unis, Amérique du Sud	virulence importante chez la souris	fort taux de multiplication	tachyzoïte ↔ bradyzoïte réduite
type II	80% des collections d'isolats	Humaine et animale (domestique et sauvage) Europe, Etats-Unis	avirulence, infection chronique chez la souris avec persistance de kystes tissulaires	faible taux de multiplication,	inter conversion tachyzoïte-bradyzoïte avec formation de kystes en culture cellulaire
type III	génotypes recombinants et génotypes atypiques	Rarement isolées ; Origine humaine (association avec des toxoplasmoses souvent sévères) ; Origine animale (hôtes sauvages inhabituels) Zones géographiques peu étudiées (régions intertropicales +++)	virulence intermédiaire entre types I et II	peu étudié	

3. Réservoir et cycle évolutif du toxoplasme

Toxoplasma gondii est une coccidie intestinale du chat. Le chat et les félidés sauvages sont responsables de la dissémination de *T. gondii* dans l'environnement. Le chat se contamine en ingérant des bradyzoïtes contenus dans les kystes musculaires (9) , par des tachyzoïtes, lorsqu'il ingère une proie atteinte d'une forme aiguë de toxoplasmose, ou des abats contaminés ou par des oocystes sporulés présents sur le sol ou les végétaux (10) . La multiplication sexuée des parasites dans l'épithélium intestinal du chat conduit à l'élimination d'une très grande quantité d'oocystes non sporulés avec les fèces.

Le *cycle parasitaire* peut s'effectuer entre hôte définitif et hôtes intermédiaires (*cycle sexué*) ou entre hôtes intermédiaires (*cycle asexué*).

3.1. **Le cycle sexué** : Les bradyzoïtes ou les sporozoïtes envahissent les cellules épithéliales de l'intestin et s'y multiplient activement par schizogonie puis, les mérozoïtes produits se différencient au cours de la gamétogenèse, en microgamètes mâles flagellés et macrogamètes femelles immobiles (11). Compte tenu du sex ratio très favorable aux macrogamètes , la fécondation ne serait pas le seul processus intervenant dans la production de plusieurs dizaines de millions d'oocystes. Ainsi, les macrogamètes non fécondés pourraient subir une parthénogenèse pour former des oocystes capables de sporuler (12). Les oocystes non sporulés sont, après rupture de la cellule intestinale infestée, éliminés dans le milieu extérieur avec les fèces du félidé.

Après contamination par des bradyzoïtes les oocystes apparaissent dans les matières fécales en 3 à 10 jours , l'élimination se poursuit une vingtaine de jours (10). Le délai d'apparition des oocystes dans les matières fécales après contamination par des tachyzoïtes est de 15 à 19 jours avec une durée d'excrétion de 7 à 19 jours ou plus (13).

Dans le cadre d'une contamination par des oocystes la période pré patente d'excrétion d'oocystes est de 18 à 49 jours et l'élimination se poursuit pendant 10 jours (14). Ces oocystes sont très résistants et ne deviennent infectants qu'après sporulation, en 1 à 5 jours dans le milieu extérieur. Ingérés par un chat, ils initient un nouveau cycle sexué. Par contre, chez les hôtes intermédiaires, ils sont à l'origine du cycle asexué.

3.2. Le cycle asexué
Il se déroule chez les homéothermes, la contamination se fait par ingestion des kystes ou des oocystes. Les bradyzoïtes ou sporozoïtes pénètrent l'épithélium intestinal où ils se transforment en tachyzoïtes.

Les tachyzoïtes vont se multiplier activement et entraîner la lyse des cellules parasitées. Libérés, ils peuvent infecter les cellules adjacentes, et notamment celles du système réticulo-histiocytaire, avec dissémination rapide par voie lymphatique et sanguine affectant le foie, les poumons, les tissus lymphoïdes, les muscles striés et le cerveau, cette étape constitue la phase aiguë de l'infection. Dans la plupart des cas, des défenses immunitaires spécifiques s'établissent pour contrôler l'infection. Les tachyzoïtes sont alors progressivement éliminés ; certains se différencient en bradyzoïtes, forme à multiplication lente, qui s'enkystent au niveau des tissus tels que les muscles et le cerveau. L'enkystement correspond à la phase chronique de l'infection qui persiste de manière latente pendant toute la durée de vie de l'hôte.

4. Dissémination dans les matrices environnementales
4.1. Le sol
Les félins en enterrant leur fèces permettent une contamination des dix premiers centimètres de la surface du sol ce qui empêche une dessiccation des oocystes (15). Les eaux de ruissellement et la microfaune du sol favorisent la dissémination du parasite (16).

4.2. L'eau
Le drainage des sols permet une contamination des eaux de surface et souterraines, des eaux ressources destinées à la consommation et aux loisirs, puis du milieu marin (17). Des épidémies de toxoplasmose humaine liées à la consommation d'eau suite à une contamination par des félidés sauvages infectés par *T.g`ndii*. ont été rapportées (18) .

4.3. Animaux sensibles à l'infection par les oocystes
Pour le mouton, la sensibilité est la plus élevée. Une transmission verticale brebis/agneaux sur plusieurs générations pourrait maintenir une prévalence élevée en dehors de l'intervention du chat (14).

Les niveaux de risque de contamination des oiseaux sédentaires qui ont été domestiquées (volailles) sont très élevés dans les élevages traditionnels(19).*T. g`ndii*peut être retrouvé chez la plupart des espèces d'oiseaux sauvages , canards, dindes, faisans, rapaces, perdrix…(20). Par le phénomène de migration, les oiseaux sont aptes à transmettre le toxoplasme (19).

Des séroprévalences élevées ont été rapportés chez plusieurs espèces de mammifères marins (21) (loutres de mer). les principaux modes de contamination sont l'ingestion avec l'eau de mer d'oocystes entraînés par les eaux résiduaires ou les eaux pluviales le lessivage des sols côtiers et la prédation sur des mollusques qui concentrent les oocystes dans leurs tissus et peuvent servir d'hôtes paraténiques au parasite (21). Les huîtres et les moules immergées dans l'eau de mer retiennent des oocystes infectants pendant 85 j (22).

Le rôle des insectes (mouches et cafards) dans le transport des oocystes de *T. g`ndii*a été démontré(16, 23).

4.4. Rôle des aliments

La charcuterie et les viandes fumées peuvent être source de contamination toxoplasmique (24), les kystes demeurent infectants dans des carcasses réfrigérées conservées plus de 3 semaines à 4°C (25).

Des cas de toxoplasmoses humaines ont été associés à la consommation de lait de chèvre non pasteurisé (26).

Les oocystes restent infectants pendant 8 semaines au contact de baies (framboises, myrtilles) conservées à 4°C (27).Ils peuvent rester viables après une congélation constante pendant 28 jours à - 21°C , sans perte d'infectiosité pendant 106 jours à - 5°C et - 10°C (7).

5. *Modes de contamination de la femme en âge de procréer*

5.1. Transmission horizontale : Bien que les 3 stades parasitaires puissent être concernés,le rôle des tachyzoïtes semble rareen raison d'une plus grande sensibilité aux enzymes digestives. Les 2 autres stades du toxoplasme sont responsables de la quasi-totalité des infections humaines acquises :

- *Kystes tissulaires* (mammifères et d'oiseaux infectés).

- *O`cystes* provenant du milieu tellurique contaminé, et ingérés, après un contact avec la terre ou avec des denrées alimentaires d'origine végétale ou de l'eau.

5.2. Greffe d'organe et transfusion

Des toxoplasmes enkystés dans un greffon provenant d'un donneur immun peuvent être à l'origine d'une primo-infection chez un receveur non immunisé. Les organes transplantés à risque d'infection sont le rein, le foie ,le cœur et le poumon (28).

Les infections transmises par transfusion de produits sanguins contenant des tachyzoïtes sont exceptionnelles du fait de la brièveté de la parasitémie chez tout sujet récemment infecté (29).

5.3. Contamination de laboratoire

Une cinquantaine de cas d'infection liés à des accidents de laboratoire ont été rapportées soit par ingestion d'oocystes, soit par inoculation de (souches RH, BK –

type I, souche C56 – type III) ; l'inoculation à travers la conjonctive lors d'accidents de laboratoire(30) est exceptionnelle .

6. Réponse immunitaire

Chez le sujet immunocompétent, la primo-infection toxoplasmique induit une réponse immunitaire spécifique protectrice, entretenue par la persistance dans l'organisme des kystes contenant des bradyzoïtes quiescents.

6.1. Réponse immunitaire non spécifique

L'infection des entérocytes par le parasite déclenche la sécrétion de chémokines (MCP-1, MIP-1α, MIP-1β, MIP-2, RANTES) qui recrutent rapidement des cellules inflammatoires (Polynucléaires neutrophiles, macrophages, cellules NKT, cellules dendritiques) et des cytokines pro inflammatoires (TNFα et IL12) au site de l'infection (31).

6.2. Réponse immunitaire spécifique

Pendant *la phase aiguë de l'infecti`n,* la réponse immunitaire spécifique participe au contrôle de la multiplication parasitaire puis induit le passage à la forme chronique par transformation des tachyzoïtes hautement réplicatifs en bradyzoïtes peu réplicatifs contenus dans les kystes(32). Pendant *la phase chr`nique de l'infecti`n,* l'immunité spécifique maintient les parasites sous forme quiescente et empêche leur réactivation.

6.2.1. Rôle des lymphocytes B et de l'immunité humorale

Le transfert de lymphocytes B sensibilisés restaure la résistance à l'infection (33).

6.2.2. Rôle des lymphocytes T et de l'immunité à médiation cellulaire

Au cours de la phase aiguë de l'infection, les lymphocytes T CD4+ ont essentiellement un rôle de production de cytokines. leur déplétion dans les premiers jours de l'infection ne modifie par la survie des animaux car l'IFNγ est produit en grande quantité par les cellules NK. Cependant, les lymphocytes T CD4+ s'avèrent essentiels pour la transition vers la phase chronique de l'infection puis pour son contrôle à long terme en coopération avec les lymphocytes T CD8+.

La quantité d'IL12 produite par les macrophages infectés par *T. g`ndii* a été reliée à la virulence de la souche parasitaire, les souches les plus virulentes (souches de type I) induisent la production la plus faible d'IL12 (34). L'IL12 induit la différenciation des lymphocytes Th0 en lymphocytes Th1 ainsi que la production d'IFNγ par les lymphocytes Th1 et par les cellules NK.

Les rôles de l'IFNγ dans l'infection toxoplasmique sont multiples, activation de l'activité toxoplasmicide des cellules phagocytaires et de certaines cellules non phagocytaires, activation des fonctions cytotoxiques des cellules NK et des lymphocytes T, augmentation de l'expression du CMH de classe II sur les cellules présentatrices d'antigène, commutation isotypique des immunoglobulines. En ralentissant la réplication parasitaire, l'IFNγ pourrait participer à la transformation des tachyzoïtes en bradyzoïtes, et la transition vers la phase chronique de l'infection, puis au maintien du parasite sous forme quiescente.(34)

A l'opposé de ces effets protecteurs, une production massive et non régulée d'IFNγ conduit à des phénomènes immunopathologiques(35) et à des phénomènes apoptotiques massifs lors d'une infection par une souche parasitaire virulente de type I (30).

Parallèlement au développement de la réponse protectrice Th1 se développe une composante régulatrice Th2 ; la régulation négative de la réponse Th1 par des cytokines Th2 permet d'éviter les phénomènes immunopathologiques liés à une réponse inflammatoire excessive (35).Le rôle de *L'IL4* apparaît défavorable pendant la phase aiguë de l'infection(36).*L'IL10* joue un rôle immunomodulateur essentiel en régulant négativement la réponse Th1 et en évitant ainsi les phénomènes immunopathologiques liés à une hyper inflammation. Cette activité immunosuppressive s'accompagne d'une diminution de l'activité toxoplasmicide des macrophages infectés (36). Pendant la phase aiguë de l'infection, le TGFβ limite le développement de la réponse inflammatoire contrôlant la prolifération lymphocytaire (34), en inhibant la production d'IFNγ par les cellules NK et la production de TNFα par les macrophages .

Cette immunité protectrice ne semble pas totale car des cas d'infections mixtes par des souches de génotypes différents semblent possibles (37) et des réinfections expérimentales ont été décrites avec des souches différentes de la souche infectante initiale.

L'hypothèse d'une réinfection pendant la grossesse a été avancée dans quelques cas de toxoplasmoses congénitales alors que la mère avait une immunité anti-toxoplasmique ancienne, préalable à la grossesse (38-42). Cette réinfection chez la femme enceinte immunocompetente, suggère que le taux d'IgG antitoxoplasmique, résiduel ne protège pas toujours contre une toxoplasmose congénitale, ce qui peut être expliqué par le fait que l'infection toxoplasmique par la forme kystique ne protège pas contre une infection par les oocystes du fait de la différence antigénique entre sporozoïtes et tachyzoïtes(43).

7. Impact sanitaire chez la femme en âge de procréer

Nous distinguerons la toxoplasmose acquise de l'immunocompétente, et la toxoplasmose de l'immunodéprimée.

7.1. Toxoplasmose acquise de la femme immunocompétente

L'infection toxoplasmique primaire est asymptomatique dans 80% à 90% des cas Les formes symptomatiques correspondent à trois formes : ganglionnaires, oculaires et sévères.

7.1.2. Lymphadénopathie toxoplasmique bénigne

Elle représente 15 à 20 % des cas des formes symptomatiques, se manifeste par des adénopathies de 1 à 3 cm de diamètre, souvent volumineuses et multiples, fermes, mobiles à la palpation, de localisation typiquement cervico-occipitale, sans péri adénite mais restent indolores, élastiques et n'évoluant jamais vers la suppuration. Sont associées fièvre modérée et asthénie prolongée. L'évolution, bien que favorable sans traitement, est souvent prolongée avec persistance des adénopathies et de l'asthénie pendant plusieurs semaines voire plusieurs mois.

7.1.3. Toxoplasmose oculaire

La toxoplasmose oculaire est la cause la plus fréquente d'inflammation du segment postérieur d'origine infectieuse(44). Deux tiers des cas de toxoplasmose oculaire seraient d'origine acquise (45). Elles peuvent être contemporaines ou retardées de plusieurs années par rapport à la date de contamination. Lorsqu'elles sont retardées, elles correspondent à une réactivation locale de kystes résiduels de la primo-infection(44).

Elle se manifeste par une baisse de l'acuité visuelle majeure en cas de lésion maculaire. La lésion évocatrice au fond d'œil est un foyer de choriorétinite active qui se présente sous forme d'une lésion blanchâtre, profonde, à bords flous, fréquemment satellite d'une lésion ancienne pigmentée et / ou atrophique (44). Le pronostic est sévère en cas d'atteinte maculaire.

7.1.4. Toxoplasmose sévère

Des formes sévères ont été observées chez des sujets immunocompétents (46, 47) avec des atteintes myocardiques (47), pulmonaires (48), hépatiques(49), neurologiques (50), rénales (51), ou musculaire (52).Les cas mortels sont exceptionnels.

Des atteintes multiviscérales avec des manifestations de type neurologique (confusion, syndrome de Guillain- Barré), cardiaque (péricardite), cutané (rash maculo-papuleux) ou musculaire (myosite) ont été observées chez des patients ayant consommé de la viande de gibier (53). Elle est associée actuellement à des modifications psychologiques et comportementales, une augmentation du risque d'accident de la route, une diminution des performances intellectuelles et des capacités d'apprentissage (19), ainsi qu'à certaines maladies neurologiques ou psychiatriques chroniques, telles que la schizophrénie (23).

7.2. Toxoplasmose de l'immunodéprimée

La toxoplasmose de l'immunodéprimée engage le pronostic vital. Le SIDA est une cause majeure de toxoplasmose grave chez l'immunodéprimée, notamment dans sa forme cérébrale. Dans plus de 95 % des cas, elle est due à une réactivation de kystes préexistants à l'immunodépression (54).

Les formes graves de toxoplasmose de l'immunodéprimée VIH négatif se rencontrent lors d'hémopathies malignes notamment dans les lymphomes hodgkiniens (12), de transplantations notamment cardiaques (55), le plus souvent suite à une contamination du receveur non immunisé contre *T. g`ndii* par des kystes présents dans les cellules myocardiques du donneur ; lors de greffes de moelle osseuse allo génique (56) le plus souvent par réactivation d'une infection ancienne du receveur. D'autres causes d'immunodépression à l'origine de toxoplasmose grave ont été décrites (tumeurs solides, corticothérapie au long cours, traitement immunosuppresseur pour maladie systémique), mais elles sont rares.

Les formes cliniques graves de toxoplasmose chez l'immunodéprimée sont comparables quel que soit le type d'immunodépression sous-jacente.

- Toxoplasmose cérébrale

C'est la forme la plus fréquente chez les immunodéprimées, notamment au cours du SIDA ; on distingue deux tableaux principaux(57) :

➢ *La f rme encéphalitique* diffuse, se manifeste par des troubles de la conscience, des crises comitiales généralisées et des céphalées d'évolution subaigüe.
➢ *La f rme pseud`-tum`rale*, de début brutal qui se manifeste par des signes déficitaires variables en fonction des localisations : hémiplégie ou hémiparésie, hémianopsie, aphasie, syndrome cérébelleux, atteinte d'un ou plusieurs nerfs crâniens , des crises comitiales localisées ou généralisées .

- Toxoplasmose extra-cérébrale

➢ La pneumonie toxoplasmique peut dominer le tableau clinique chez lesImmunodéprimées dont le taux de CD4 est <100/mm^3. Les symptômes de cette forme exceptionnelle ne sont pas spécifiques associant dyspnée, fièvre, toux .avec augmentation considérable du taux des LDH .La radiographie pulmonaire montre habituellement des opacités interstitielles avec renforcement nodulaire des bases .

- ➢ La choriorétinitetoxoplasmique peut être isolée, associée à la toxoplasmose cérébrale ou quelque fois être un signe avant-coureur de cette dernière chez les immunodéprimées (58). Les foyers sont fréquemment nécrotiques, multifocaux ou extensifs, parfois bilatéraux avec fréquemment une co-infection rétinienne avec le CMV.

- ➢ D'autres localisations ont été décrites chez les immunodéprimées : médullaires, cardiaques, musculaires, cutanées, hépatospléniques, pancréatiques, gastro-intestinales, surrénaliennes, vésicales, prostatiques ou testiculaires(59).

8. Diagnostic positif

8.1. Examen direct
La recherche de tachyzoïtes ou de kystes sur frottis ou apposition est possible après coloration au May Grunwald Giemsa (MGG), immunofluorescence ou immunocytochimie, mais la détection des parasites s'ils sont peu nombreux est difficile.

8.2. Inoculation à la souris
L'inoculation à la souris fournit des résultats tardifs. Cette technique demeure une technique de référence pour isoler les toxoplasmes viables avec une bonne sensibilité, et une spécificité de 100% (10). Après inoculation des prélèvements pathologiques, les souris infectées développent rarement des signes cliniques. Leur infection, n'est détectée qu'après 3 à 4 semaines par la mise en évidence d'une synthèse d'anticorps et confirmée par la présence de kystes dans leur cerveau.

8.3. Culture cellulaire
La culture est habituellement effectuée sur des cellules fibroblastiques (type MRC5), mais d'autres types cellulaires peuvent être employés (HeLa, THP1, TG180).Technique relativement rapide mais est actuellement abandonnée au profit des techniques de biologie moléculaire.

8.4. Biologie moléculaire

Les applications de la PCR pour le diagnostic d'une infection toxoplasmique concernent principalement le diagnostic anténatal et le diagnostic de toxoplasmose chez les patientes immunodéprimées (60).

8.5. Diagnostic sérologique

La sérologie est la pierre angulaire du diagnostic et du suivi de la toxoplasmose. On dispose des réactions immunoenzymatiques (ELISA) pour la quantification des anticorps IgG, IgM ou IgA. D'autres techniques existent pour répondre à certaines difficultés de l'interprétation sérologique toxoplasmique : contrôle de sérologies à des taux faibles, datation de l'infection, problème des IgM naturelles et des IgM persistantes. *L'ass`ciati`n de plusieurs techniques est s`uvent nécessaire dans ces cas difficiles.*

P`ur la détecti`n des IgG, l'immunofluorescence indirecte et le test de lyse ou dye-test présentent l'avantage d'une grande spécificité et d'une détection des IgG plus précoce qu'en ELISA après une séroconversion; l'agglutination directe de haute sensibilité (ADHS) est intéressante pour les sérums avec des taux faibles d'anticorps IgG.

P`ur les IgM, certaines techniques, telle que l'immunofluorescence indirecte, ne les détectent généralement que pendant les 2 à 3 premiers mois après l'infection alors que les techniques d'immunocapture, particulièrement l'Immuno-Sorbent Agglutination Assay (ISAGA), peuvent retrouver des IgM en moyenne 1 an après l'infection.

La détecti`n des IgA et des IgE repose sur des méthodes d'immunocapture ; leur cinétique est différente de celle des IgM avec généralement une apparition plus précoce (cas des IgE) et une durée de détection plus courte de l'ordre de quatre à six mois environ par immunocapture . Cependant, il existe de nombreuses variations individuelles pour ces isotypes.

8.6. Techniques complémentaires

Plusieurs autres techniques sont proposées pour l'analyse qualitative des anticorps, permettant de dater une infection. La mesure de l'avidité des IgG par méthode immunoenzymatique est utilisée pour distinguer une toxoplasmose récente d'une toxoplasmose chronique. Cette distinction est possible car l'avidité des IgG pour les antigènes augmente au cours d'une infection. Actuellement les méthodes les plus fréquemment employées sont basées sur une modification des techniques ELISA utilisées pour la détection des anticorps IgG.

8.7. Modalités diagnostiques

8.7.1. Diagnostic chez la femme en âge de procréer non enceinte immunocompétente

Le diagnostic est basé sur la sérologie. Le titrage des IgG et des IgM spécifiques permet de définir le statut immunitaire de la patiente et éventuellement d'estimer la date de la contamination ; les autres outils diagnostiques ne sont pas justifiés dans cette situation.

8.7.2. Diagnostic chez la femme en âge de procréer non enceinte immunodéprimée

La sérologie permet d'orienter le diagnostic, mais n'apporte que rarement un argument décisif. Une sérologie négative exclut le diagnostic d'une toxoplasmose cérébrale sauf en cas d'immunodépression très profonde .Une sérologie positive indique une infection toxoplasmique mais ne permet pas de juger de son évolutivité, car les marqueurs habituels d'une infection aiguë tels que titre élevé d'IgG, présence d'IgM ou d'IgA, indice d'avidité bas, sont le plus souvent absents chez les malades immunodéprimées ; seule la confrontation avec les données radiologiques et cliniques et thérapeutiques permettra d'affirmer le diagnostic. Le diagnostic d'une localisation de toxoplasmose extra-cérébrale évolutive en l'absence d'argument sérologique fiable est possible par la mise en évidence du parasite réalisée sur des prélèvements de sang périphérique, LBA, moelle osseuse .

8.7.3. Diagnostic chez la femme enceinte

La sérologie de la toxoplasmose a deux applications principales chez la femme enceinte :

- Définir son statut immunitaire et assurer une surveillance sérologique en cas de séronégativité ; ceci repose sur un titrage des anticorps IgG et IgM.
- La surveillance sérologique se fait de façon mensuelle, jusqu'à l'accouchement et 10 à15 jours après l'accouchement, cette dernière sérologie est justifiée car des cas de toxoplasmoses congénitales de découverte tardive et fortuite ne sont pas exceptionnels (61). Le délai d'apparition des anticorps est classiquement de plusieurs jours après l'infestation même en utilisant les techniques sérologiques les plus sensibles. C'est pourquoi un contrôle sérologique effectué avant ou au moment de l'accouchement est faussement rassurant et ne permet pas d'exclure une infestation dans les derniers jours de la grossesse.

L'absence d'immunité se traduit par l'absence d'anticorps spécifiques IgG. Une immunité ancienne se traduit par des taux faibles et stables d'IgG en l'absence d'IgM spécifiques.

Le diagnostic de certitude d'une toxoplasmose récente est porté sur la constatation d'une séroconversion, ou de l'ascension significative des titres d'IgG sur deux prélèvements associés à la présence d'IgM et éventuellement d'autres marqueurs d'infection récente (IgA/IgE), à condition que le titrage soit effectué dans le même laboratoire, par la même technique .

La détermination de l'avidité des anticorps IgG est très utile lorsque sont détectés des IgG et des IgM sur un premier sérum prélevé vers 2 à 3 mois de grossesse, en permettant dans un grand nombre de cas de conclure au caractère anté-conceptionnel ou non de l'infection.

La présence d'IgM spécifiques sur un premier sérum n'est plus synonyme de toxoplasmose évolutive, en effet certaines techniques immunoenzymatiques permettent de dépister des IgM spécifiques plusieurs mois à plus de un an après contamination (61).

Ces IgM sont qualifiées de résiduelles, leur titre faible et leur présence complique l'interprétation des résultats sérologiques.

L'index d'avidité des anticorps IgG est bas dans les infections récentes (3 à 6 mois selon les techniques) et élevé dans les infections anciennes. Certains individus conservent cependant des index d'avidité bas lors des infections chroniques. Ainsi, l'observation d'un index bas ne permet pas d'exclure une infection récente, mais un index élevé signe une infection ancienne (61, 62).

9. Traitement

Les choix thérapeutiques sont limités par le faible nombre de molécules actives sur *T. g`ndii* et le manque d'information sur leur efficacité ou leur tolérance chez la femme enceinte :

- la spiramycine, macrolide dont l'activité sur le ribosome est avant tout parasitostatique (63).
- Les nouveaux macrolides (Roxithromycine, Azithromycine, Clarithromycine) se caractérisent par des concentrations minimales inhibitrices (CMI) très basses, une demi-vie longue, une certaine diffusion méningée et des concentrations sériques, tissulaires et macrophagiques nettement plus élevées que la spiramycine.
- Les lincosamides, connues pour leur diffusion et leur très bonne concentration intracellulaire, ont prouvé un effet inhibiteur puissant pouvant annuler la parasitémie.
  La clindamycine offre une synergie d'action avec la pyriméthamine.
- Les kétolides, nouvelle classe de macrolides sont très actifs sur *T. g`ndii*.

- La pyriméthamine, inhibiteur de la synthèse de l'acide folique agissant sur la dihydrofolate réductase parasitaire (biosynthèse des nucléoprotéines) ou encore la sulfadiazine inhibant la déhydroptéroate synthétase, enzyme essentielle dans la synthèse des folates. Parmi les différentes associations d'antibiotiques, seules les associations entre pyriméthamine et sulfadiazine ont fait la preuve d'une grande efficacité sur *T. g`ndii*. Cette efficacité est liée au fait que ces 2 médicaments agissent en cascade sur la voie de synthèse des folates, produisant un effet synergique et permettant ainsi de potentialiser l'effet antiparasitaire. Chez les femmes enceintes elles sont essentiellement efficaces lors de la phase aiguë de la maladie (63).

- *Les cyclines* : Antibiotiques à diffusion tissulaire et intracellulaire ont prouvé une activité certaine sur *T. g`ndii*.
- *L'hydr`xynapht`quin`ne `u At`vaqu`ne (Wellv`net)* a une activité expérimentale prometteuse. Elle agit sur *P. jir`vecii*et sur *T. g`ndii*et constitue désormais une molécule intéressante, efficace et bien tolérée, dans le traitement curatif et les prophylaxies de ces infections opportunistes.
- Les immunomodulateurs ou cytokines ont prouvé leur efficacité dans la toxoplasmose expérimentale (64) .

10. Vaccination
A l'exception de la souche *ts4* qui confère une protection totale dans la plupart des modèles, toutes les approches vaccinales utilisées jusqu'alors ne protègent que partiellement, malgré l'utilisation de divers adjuvants. La combinaison de plusieurs protéines, et de plasmides ou l'association de plusieurs voies vaccinales pourrait permettre d'améliorer l'efficacité de la vaccination.

11. Toxoplasmose et procréation
1949-1960, 1972-1981 et 1984-1992 correspondent à trois périodes importantes de

l' histoire de la toxoplasmose congénitale.

La première correspond à une époque où le diagnostic était clinique et biologiquement rétrospectif, *la deuxième* est une époque où le diagnostic était porté à la naissance à la suite d'une infection maternelle connue et *la tr`isième* à une époque permettant un diagnostic in utero.

11.1. Influence de la gestation sur la réponse immunitaire maternelle
Les nombreuses connaissances concernant la réponse immunitaire à l'infection toxoplasmique acquise en dehors de la gestation ne peuvent pas être simplement

extrapolées car, sous l'action des hormones, la balance Th1/Th2 est modifiée. L'environnement Th2 nécessaire à la grossesse régule négativement la réponse Th1 et augmente la susceptibilité aux microorganismes intracellulaires (65).

L'existence d'une réponse immunitaire spécifique acquise avant la gestation protège le fœtus en cas de réinfection et bloque totalement la transmission verticale du parasite.

Chez la femme enceinte présentant une primo-infection toxoplasmique, l'IFNγ est produit dès les premiers jours de l'infection et disparaît dés l'apparition des IgG spécifiques dans le sang maternel puis dans le sang fœtal en cas de transmission verticale(66).

11.2. Transmission verticale

La toxoplasmose congénitale résulte de la transmission maternofoetale du parasite lors d'une primo infection maternelle pendant la grossesse. De rares cas d'infections congénitales consécutives à des infections maternelles antérieures à la grossesse ont été décrits. Certains sont liés, chez des patientes immunodéprimées, à une réactivation de la parasitose à partir de kystes intra-tissulaires mais d'autres ont été rapportés en dehors de toute pathologie associée : il s'agissait d'infections acquises avant la conception (38, 39, 67). Les mécanismes du passage transplacentaire du parasite et de l'infection fœtale sont encore mal connus. Après la contamination orale, les parasites traversent rapidement l'épithélium digestif et gagnent le sang maternel.

Cette phase parasitémique dure quelques jours à quelques semaines pendant lesquelles les parasites pénètrent dans les cellules trophoblastiques et s'y multiplient comme dans toutes les cellules nucléées de l'organisme (68). L'infection placentaire pourrait se faire directement par des tachyzoïtes libres ou par le biais de leucocytes infectés venant adhérer au placenta(68) . Plusieurs hypothèses sont évoquées :

Invasion cellulaire de proche en proche avec multiplication parasitaire et destruction des cellules placentaires, traversée active des cellules placentaires sans multiplication ni destruction par un mécanisme de « glissement » ou apoptose et nécrose des trophoblastes permettant le passage du parasite(69).

Du fait de la vascularisation et de la perméabilité croissante du placenta au cours de la grossesse, le risque de transmission verticale augmente en fonction de l'âge gestationnel auquel survient la primo-infection maternelle. Le parasite serait ensuite transmis au fœtus à partir du placenta *via* le sang fœtal. Le placenta pourrait retarder la transmission parasitaire de la mère au fœtus (68) car un délai de plusieurs semaines après la séroconversion maternelle est nécessaire pour mettre en évidence le parasite dans le sang fœtal ou le liquide amniotique.

2.3. Impact sur la procréation

La probabilité de transmission du parasite au fœtus et la gravité de l'atteinte fœtale évoluent inversement au cours de la grossesse.les risques de transmission fœtale au cours de la grossesse ont été évalués par plusieurs auteurs (70).

Ce risque de transmission se résume en cas à trois types de situations :

- En début de grossesse, le risque est inférieur à 10% mais l'atteinte fœtale est sévère, car le système immunitaire du fœtus est plus immature. L'œil et le cerveau sont plus particulièrement touchés du fait de la faible réponse immune de ces tissus et de leur faible capacité de régénération. La contamination se traduit par la mort in utero du fœtus ou par des lésions cérébrales graves avec décès à la naissance ou retard psychomoteur majeur.
- Au deuxième trimestre, le risque cumulé de toxoplasmose congénitale sévère est maximum, avec une prédominance de formes viscérales aiguës d'évolution souvent fatale à la naissance.
- Au troisième trimestre, ce risque augmente rapidement , de manière linéaire jusqu'à la fin de la grossesse : 40 % (33-47 %) lorsque l'infection maternelle a lieu à 26 SA, 72 % (60-81%) lorsque l'infection maternelle a lieu à 36 SA (71).
- Une toxoplasmose est possible en fin de grossesse, le risque de passage du parasite est maximal atteignant 81 % (60-90%) (71) et doit être dépistée par une sérologie effectuée en post-partum; mais les conséquences fœtales immédiates sont le plus souvent asymptomatiques ou cliniquement peu importantes. Les complications sont essentiellement ophtalmologiques sous forme de choriorétinite uni ou bilatérale, apparaissant au cours des 1ers mois de vie, voire plusieurs années après la naissance (72).

La classification des formes cliniques de la toxoplasmose congénitale n'est pas évidente du fait du polymorphisme clinique de l'affection et de l'apparition souvent retardée de certaines manifestations, plusieurs formes ont été décrites :

- Avortement toxoplasmique : Une toxoplasmose aiguë maternelle survenant au début d'une grossesse peut entraîner la mort *in uter*` de l'embryon et un avortement spontané.
- Atteinte modérée avec hépato-splénomégalie et ictère, avec ou sans thrombocytopénie. La relation de ce signe avec l'infection toxoplasmique est

souvent établie plus tard, parfois devant l'apparition d'un foyer de choriorétinite.

- Forme grave neuro-oculaire s'observe dès la naissance, elle associe une microcéphalie ou plus fréquemment une macrocéphalie avec hydrocéphalie et augmentation du périmètre crânien, des signes neurologiques variés (convulsions, hypertonie ou hypotonie, modifications des réflexes, troubles végétatifs), des calcifications intracrâniennes et des signes oculaires (microphtalmie, strabisme, nystagmus et surtout une choriorétinite) (73). Cette forme majeure, qui correspond à une contamination maternelle survenue en tout début de grossesse, évolue habituellement vers la mort de l'enfant en quelques jours ou semaines ou devient chronique avec l'apparition de retards psychomoteurs considérables.

- Une forme neuro-oculaire dégradée ou retardée, correspondant à une contamination in uter` plus tardive, qui est reconnue dès la naissance ou bien après plusieurs mois ou années ; elle comprend l'un des signes suivants : retard psychomoteur, crises convulsives, calcifications intracrâniennes, hydrocéphalie découverte après une période de quelques mois, apparition tardive d'un foyer de choriorétinite.

- Forme grave disséminée avec rash maculo-papuleux, purpura pétéchial diffus thrombopénique, atteinte pulmonaire avec détresse respiratoire, hépatite, ictère et hépato splénomégalie. Une uvéite ou une dilatation ventriculaire peuvent être associées. Leur évolution est habituellement mortelle suite à un choc septique. La mort peut survenir in uter` ou dans les jours qui suivent la naissance.

- Forme infra-clinique, dont le potentiel évolutif est imprévisible. Le patient peut rester asymptomatique tout au long de sa vie ou au contraire présenter des atteintes oculaires dont la gravité dépend de la localisation par rapport à la macula. C'est pourquoi tout enfant atteint de toxoplasmose congénitale, même asymptomatique à la naissance, doit être traité pendant au moins un an et doit bénéficier d' une surveillance ophtalmologique (fond d'œil) à la naissance et à 3, 6, 12, 18 et 24 mois, puis tous les ans (44).

11.3. Facteurs influençant la sévérité de la toxoplasmose congénitale
Au cours d'une toxoplasmose congénitale, il existe une contradiction entre une forme symptomatique gravissime et une contamination materno-fœtale tardive(74), qui

pourrait être expliquée en partie, par un génotype particulier de la souche infectante. Le type II était retrouvé dans toutes les formes cliniques de toxoplasmose congénitale, de la forme infra-clinique aux formes graves neuro-oculaires ou disséminées (75).

Chez les enfants nés vivants, les formes infra-cliniques et les formes patentes avec séquelles neuro oculaires dues à des isolats de type II sont observées essentiellement dans le troisième trimestre pour les formes infra-cliniques et dans le deuxième trimestre pour les formes patentes avec séquelles neuro-oculaires.

En revanche, les grossesses non menées à terme (IMG, avortements spontanés et morts fœtales *in uter`*) et associées à une infection par une souche de type II sont la conséquence d'infections maternelles des premiers et deuxièmes trimestres, avec une majorité de cas lors d'infections du premier trimestre.

11.4. Diagnostic de la toxoplasmose congénitale
Il peut être fait en période anténatale, à la naissance et par un suivi de l'enfant.

11.4.1. Diagnostic anténatal de l'infection fœtale
En cas d'infection maternelle démontrée ou fortement suspectée, un diagnostic anténatal de l'infection par amniocentèse associée à une surveillance échographique est indiqué.

La connaissance précise des risques de transmission materno-fœtale de l'infection et des conséquences de l'infection fœtale en fonction du terme de la grossesse lors de l'infection maternelle sont importantes à prendre en considération avant d'envisager une amniocentèse ; en effet, pour des infections acquises *avant 8 `u 9 semaines* d'aménorrhées (SA), le risque iatrogène lié à l'amniocentèse, même minime, peut être estimé supérieur au risque de transmission verticale. A l'inverse, certains auteurs considèrent que pour des infections de fin de grossesse, le risque de transmission est suffisamment élevé et qu'un traitement probabiliste pourrait être instauré sans recourir à l'amniocentèse (76).

Avec le développement des techniques de biologie moléculaire permettant la détection du parasite par amplification de l'ADN (PCR), le prélèvement de liquide amniotique isolé, dont la morbidité est estimée à 0,5 %, est désormais suffisant avec un délai de réponse en quelques heures. Cette technique extrêmement sensible et spécifique a supplanté les techniques classiques d'isolement du parasite ou de mise en évidence d'anticorps spécifiques dans le liquide amniotique ou le sang de cordon en effet, la morbidité de la ponction de sang fœtal, (morts fœtales *in uter`* et fausses-couches) estimée entre 1 et 6 %) (77). La cordocentèse, n'est plus indiquée.

En pratique, le liquide amniotique doit être prélevé à partir de la 18éme SA du fait de l'absence d'évaluation de la technique PCR avant ce terme. Un délai de 4 semaines entre la date présumée de l'infection maternelle et l'amniocentèse est préconisée. L'existence de faux négatifs ,liés notamment à des transmissions tardives du toxoplasme de la mère à l'enfant justifie la surveillance de tout enfant à risque.

Une surveillance échographique mensuelle est pratiquée à la recherche de signes évocateurs d'infection toxoplasmique congénitale ; les lésions les plus fréquentes sont des lésions de nécrose cérébrale (78) visualisées à l'échographie sous forme de :

- Dilatations ventriculaires cérébrales habituellement bilatérales et symétriques qui correspondent à des lésions de nécrose localisées dans la région de l'aqueduc de Sylvius et qui entraînent son obstruction. Mais il peut exister des lésions de nécrose cérébrale majeure qui, si elles ne sont pas localisées en région péri-ventriculaire, n'entraînent pas l'apparition d'une hydrocéphalie. Ainsi l'absence d'hydrocéphalie n'est pas un bon critère pronostique.

- calcifications intracrâniennes qui correspondent à des foyers de nécrose secondairement calcifiés et qui apparaissent à l'échographie sous forme d'images hyperdenses intracérébrales. ces foyers sont mieux visualisés après la naissance en échographie trans-fontanellaire à l'aide de sondes à haute fréquence ou en TDM.

- Une augmentation de l'épaisseur du placenta est fréquemment observée lors de toxoplasmose congénitale.

- D'autres anomalies échographiques telles qu'une ascite, un épanchement pleural, péricardique, une hépato splénomégalie avec hyperdensités intra hépatiques, sont les témoins d'une atteinte disséminée (78). En cas de doute sur l'interprétation des images échographiques, l'IRM peut être une aide au diagnostic.
- Il n'existe pas de technique d'imagerie fœtale permettant d'évaluer l'atteinte rétinienne.

L'absence d'anomalies échographiques ne permet en aucun cas d'exclure le diagnostic de toxoplasmose congénitale. Ces lésions peuvent apparaître dans les semaines ou plus rarement dans les mois qui suivent la réalisation du diagnostic prénatal par PCR sur liquide amniotique d'où la nécessité de répéter les échographies en cas de séroconversion maternelle.

11.4.1.1. Impact du diagnostic anténatal

- En cas de diagnostic anténatal négatif : La sensibilité et la valeur prédictive négative de la PCR dans le liquide amniotique n'étant pas de 100 %, il est fortement conseillé de poursuivre le traitement préventif de la transmission qui repose sur la spiramycine (79). De même, un suivi échographique mensuel est instauré pour dépister d'éventuelles infections retardées symptomatiques.

Un bilan à l'accouchement doit être prévu incluant une sérologie comparative mère/enfant et une analyse parasitologique du placenta par les techniques classiques d'inoculation.

II est pour l'instant déconseillé d'effectuer une analyse du placenta par PCR, cette technique n'étant pas encore validée pour ce tissu (risque d'isolement d'ADN de T. g`ndii sans infection congénitale) (79).

La surveillance sérologique de l'enfant doit être poursuivie mensuellement, même après un bilan néonatal négatif, pour contrôler l'absence de synthèse d'IgM et d'IgA, ainsi que la diminution régulière puis la disparition complète des IgG anti-toxoplasmiques, seule preuve définitive de l'absence d'infection congénitale.

Pour les infections maternelles de fin de grossesse (après 30 SA), le taux important de transmission materno fœtale combiné à une faible valeur prédictive négative de la PCR doit faire discuter la mise en place d'un traitement probabiliste de l'infection par pyrimethamine et sulfamides sans forcément recourir à une amniocentèse(76).

- En cas de diagnostic anténatal positif

Une PCR p`sitive p`ur T. g`ndii dans le liquide amni`tique signe l'infecti`n fœtale. Un traitement spécifique de la toxoplasmose congénitale visant à prévenir ou à réduire les éventuelles séquelles infectieuses de l'infection est alors instauré en remplacement de la spiramycine.

Le diagnostic anténatal de l'infection doit également entraîner une surveillance échographique tous les 15 jours, afin de dépister l'apparition de lésions spécifiques (calcifications cérébrales et/ou dilatation ventriculaire en particulier) pouvant faire décider une éventuelle interruption médicale de la grossesse (IMG). En effet, plusieurs auteurs s'accordent à reconnaître que l'existence de signes échographiques chez les fœtus atteints est le seul élément décisionnel qui justifie l'IMG(80) ; pour d'autres, en cas de séroconversion au cours du 1er trimestre avec une atteinte fœtale prouvée par les prélèvements ovulaires, l'IMG est indiquée même si l'échographie est jugée normale (81).

À l'accouchement, il n'est pas utile d'effectuer une analyse du placenta et un bilan sérologique mère-enfant, puisque le diagnostic est déjà établi in utero, et que le traitement anténatal par pyrimethamine et sulfamides entraîne souvent une "stérilisation" du placenta et une négativation des marqueurs sérologiques spécifiques (IgM et IgA) chez l'enfant.

De même, un suivi sérologique post-natal n'est pas utile car il n'est pas contributif sur le plan diagnostique ou pronostique(82)

11.4.2. Diagnostic néonatal

A la naissance, les prélèvements à effectuer systématiquement comprennent d'une part, un fragment de placenta et du sang du cordon prélevé sur anticoagulant pour la mise en évidence du toxoplasme et d'autre part, du sang de l'enfant et du sang de la mère pour la détection d'une synthèse d'anticorps spécifiques.

L'examen du placenta : le volume de placenta à prélever doit être suffisamment important pour assurer une bonne sensibilité de l'examen : un volume de 100 à 200 g est recommandé. Il doit être gardé au frais (+ 4 °C) et adressé rapidement au laboratoire, non congelé et non formolé, pour inoculation à la souris. Le résultat est rendu dans un délai de 6 semaines. L'inoculation du placenta est négative chez 10 % des enfants infectés lorsque la mère n'a pas été traitée, chez 25 % lorsqu'elle a reçu de la spiramycine, chez 50 % lorsqu'elle a reçu l'association pyriméthamine - sulfadiazine(83).

Le diagnostic immunologique repose sur la détection d'anticorps synthétisés par l'enfant, témoin de son contact avec l'antigène toxoplasmique au cours de la vie intra-utérine. Les anticorps de classe IgM ou IgA ne traversant pas la barrière placentaire, contrairement aux anticorps IgG ; ils sont les meilleurs témoins de l'infection congénitale. Leur recherche doit reposer sur des techniques très sensibles basées sur le principe de l'immunocapture. La sensibilité de détection de ces isotypes est dépendante de la date de contamination maternelle(84). La performance de détection des IgA paraît supérieure à celle des IgM (70% et 65%, respectivement) (85).

La recherche des IgG spécifiques néo-synthétisés par l'enfant repose sur des techniques qualitatives d'immunoblot ou d'ELIFA avec comparaison des profils d'anticorps IgG de la mère et de l'enfant. Ces 2 techniques peuvent être aussi appliquées à la détection des IgM ou des IgA, voire des IgE. Elles ont une sensibilité supérieure aux techniques classiques.

En combinant les techniques détectant les différents isotypes spécifiques, le diagnostic de toxoplasmose congénitale est porté dans 96 à 98% des cas au cours des trois premiers mois de vie (85). La comparaison de la charge immunitaire sérique du nouveau-né et de celle de sa mère permet également le diagnostic lorsque la charge immunitaire chez l'enfant est 3 à 4 fois supérieure à celle de la mère.

11.5. Traitement

11.5.1. Prévention de la transmission mère enfant

La prévention de la toxoplasmose congénitale a beaucoup évolué au cours des dernières années grâce à des méthodes diagnostiques plus performantes induisant une thérapeutique précoce. Il y a quelques décennies la contamination maternelle pendant la grossesse par le toxoplasme impliquait l'interruption de la gestation. Un grand nombre de foetus sains étaient sacrifiés. L'introduction du traitement maternel par l'association pyriméthamine-sulfamides a permis la poursuite de nombreuses grossesses en l'absence d'anomalies échographiques décelables. Cette prévention passe par *le dépistage* de l'infection maternelle, qui repose sur une surveillance sérologique mensuelle chez la femme enceinte séronégative, tout en associant une sensibilisation aux règles hygiéno-diététiques .

11.5.2. Traitement de la toxoplasmose maternofoetale

La différence importante entre le *T`x`plasma g`ndii* et beaucoup d'autres organismes foetopathogènes est sa sensibilité à la chimiothérapie. Si la parasitémie maternelle est observée à temps, la chimiothérapie peut empêcher la transmission transplacentaire de l'organisme et/ou, si elle s'est produite, limiter les dégâts occasionnés aux tissus du foetus. La fréquence des lésions rétino-choroïdales atteint 5% à 8% chez les enfants infectés traités, contre 26% à 85% chez les enfants infectés non traités(86) .

La spiramycine doit être prescrite à doses suffisantes dès la suspicion de la séroconversion pour prévenir le passage placentaire du parasite (63). Elle est maintenue jusqu'à l'accouchement en l'absence de signe d'atteinte fœtale. La moindre suspicion d'atteinte fœtale lors des explorations prénatales doit imposer l'abandon de la spiramycine au profit de molécules passant à des concentrations suffisantes chez le fœtus.

La pyriméthamine, associée à la sulfadiazine ou à la sulfadoxine, peut être prescrite sous forme de cure de 3 semaines par trimestre, en alternance avec la spiramycine.

Chez le n`uveau-né, le maintien du traitement par spiramycine jusqu'à la disparition confirmée des anticorps maternels est controversé.

Le diagnostic de toxoplasmose congénitale, anté ou périnatal, justifie un traitement prolongé a base de pyriméthamine-sulfamide pour diminuer le risque des complications tardives(87). L'intérêt d'un traitement continu pendant les 6 premiers mois de la vie a été montré et justifie le choix de tels protocoles à la place des classiques cures discontinues (88).

Etude pratique

1. Objectifs de l'étude : étudier le statut sérologique vis à vis de la toxoplasmose, chez la femme en âge de procréer résidant dans la wilaya de Sétif (communes de Sétif et d'Ain El-Kébira)   ce qui permettrait d'estimer sa séroprévalence, proposer des moyens de prévention adaptés au contexte local pour réduire la part de cette maladie dans la morbidité et la mortalité néonatales.

2. Matériel et méthodes

2.1. Cadre de l'étude

L'étude s'est déroulée au niveau des différents centres de protection maternelle et infantile (PMI) des communes de Sétif et de Ain el Kébira (de Mars 2005 à Mars 2007). Ces deux communes font partie de la wilaya de Sétif, qui se situe entre Alger à l'Ouest (300 Km), Constantine à l'Est (120Km), Bejaia (110 Km) et Jijel (le littoral) au Nord, et M'sila au Sud.

Sétif, capitale des hauts plateaux avec une altitude de 1300 m, s'étend sur une superficie de 6504 Km², soit 0,27 % du territoire national et se compose de vingt dairates et soixante communes, regroupant une importante population 1.553.387 habitants majoritairement jeune avec une très forte concentration sur les hautes plaines. Elle représente la deuxième wilaya en termes de démographie en Algérie après la wilaya d'Alger.

La wilaya est caractérisée par un climat continental semi aride avec des étés torrides et des hivers rigoureux. La commune de Sétif, considérée comme urbaine fait partie des hautes plaines, elle est située au centre de la wilaya, s'étend sur une surface de 127,30Km^2, compte 286.715 habitants Le nombre de femmes en âge de procréer (15-49 ans) est estimé à 82.400. La commune de Ain El Kébira, considérée comme urbaine / rurale fait partie de la zone montagneuse, elle est située à 27 Km au Nord-est de Sétif et compte 40.554 habitants dont 11.655 femmes en âge de procréer (15-49 ans) (Sétif monographie 2006).

2.2. Type de l'étude : Il s'agit d'une étude épidémiologique de type transversal portant sur la séroprévalence de la toxoplasmose chez les femmes en âge de procréer dans la wilaya de Sétif. Le recrutement successif des consultantes n'a concerné que les femmes âgées de 15 à 49 ans, résidant dans les communes de Sétif et AinEl Kébira. Ont été incluses 834 femmes ayant accepté de participer à l'étude, venant soit pour consultation prénatale dans le cadre d'un bilan de santé, soit dans le cadre d'un bilan pour la prescription d'une méthode contraceptive.

Au seuil de significativité de 5 % avec une précision absolue du sondage de 5 % et une prévalence de 50 %, un échantillon de 417femmes dans chaque commune est suffisant pour l'étude.

2.3. Recueil des données

Chaque femme a fait l'objet d'un interrogatoire portant sur plusieurs items et d'un prélèvement de 10 cc de sang veineux. Le sérum recueilli après centrifugation est conservé à – 18°C dans l'attente de la réalisation des sérologies.

Le recueil des données s'est fait sur questionnaire contenant des variables socio démographiques (age ,lieu de résidence ,situation familiale, profession); des variables gynéco obstétricales(nombre de grossesses , antécédent de grossesses, troubles évolutifs au cours des grossesses antérieures), des variables associées aux antécédents cliniques ayants traits à la maladie étudiée (adénopathies, éruption, ictère), des variables d'exposition (les habitudes culinaires : crudités ,viande mal cuite) ; la présence d'animaux domestiques à proximité; le motif de la consultation actuelle.

Le c`nsentement de la femme a été requis p`ur l'administrati`n du questi`nnaire, il n y a pas eu de refus enregistré.

2.4. Techniques sérologiques utilisées

La sérologie de la toxoplasmoses a été pratiquée au laboratoire central du CHU Sétif sur du sérum congelé, tous les tests sont réalisés par le même technicien, sur une durée de 3 semaines. La recherche des IgG antitoxoplasmique a été réalisée grâce à la trousse enzygnost toxoplasmosis IgG (Dade Behring). Il s'agit d'un test immunoenzymatique pour la recherche qualitative et la détermination quantitative des anticorps IgG humains antitoxoplasma gondii spécifiques dans le sérum humain. Nous avons considéré comme valeur positive un taux d'Ig G supérieur ou égal à 10UI selon les recommandations du fabricant.

2.5. Techniques statistiques utilisées

Techniques de statistique descriptive : présentation tabulaire et graphique, ainsi que le calcul des paramètres de réduction (moyenne et écart type) . Estimation de la séroprévalence avec son intervalle de confiance à 95 % selon les règles de la loi binomiale .Test de l'écart réduit pour la comparaison de proportions ,Test de l'écart réduit pour la comparaison des moyennes.Test de Khi-deux pour la comparaison des répartitions .

Calcul des mesures d'association épidémiologiques (odds-ratio) avec intervalle de confiance à 95% par la méthode exacte. Techniques d'ajustement des mesures d'associations statistiques (khi-deux de Mantel et Haenszel) ; et épidémiologiques (Odds-ratio ajusté de Mantel et Haenszel) .

2.6. Exploitation des données

Les données recueillies ont été saisies et traitées à l'aide du logiciel Epi info 3.3.2 (version 6 CDC Atlanta – OMS – ENSP France).

3. Résultats

Parmi les 834 sérologies de la toxoplasmose pratiquées, 508 se sont avérées positives, donnant une séroprévalence de 60,9 % avec un intervalle de confiance à 95%, variant de 57,5 à 64,2%. Le taux des IgG varie entre 0 et 310 UI pour plus de 50% des observations il est compris entre 10 et 110 UI avec une valeur modale de 80UI. Le taux moyen est de 32,8UI avec un écart type de 39,7 UI (tableau 1).

Tableau 1 : Répartition selon le taux d'IgG

Taux IgG Toxoplasmose(U.I)	Effectif (%)
<10	326(39,1)
10 - 60	317(38,0)
61 - 110	152(18,2)
111 - 160	10 (1,2)
161 – 210	28(3,4)
211-260	0(0,0)
261-300	0(0,0)
>300	1(0,1)
Total	834(100,0)

Tableau 2 : Répartition de la population selon la sérologie de la toxoplasmose et l'âge.

Age (années)	IgG		% immunisation
	Toxoplasmose		
	Positif	Négatif	
	Effectif (%)	Effectif (%)	
15 à 20	11(2,2)	6(1,8)	65
21 à 25	111(21,9	55(16,9)	66
26 à 30	113(22,2)	82(25,2)	58
31 à 35	102(20,1)	67(20,6)	60
36 à 40	100(19,7	62(19,0)	62
41 & plus	71(14,0)	54(16,6)	57
Total	508(100,0)	326(100,0)	

Tableau 3 : Association entre l'infection toxoplasmique et les caractéristiques sociodémographiques.

Caractéristiques socio démographiques	IgG toxoplasmose positif Effectif (%)	P	Moyennes (écarts-types)	p moyennes	OR (IC 95%)
Age ≤ 35 ans	337(61,6)		*27,6(4,3)*		
		DNS		DNS	-
Age > 35 ans	171(59,6)		*40,2(3,6)*		
Sétif	262(62,8)				
		DNS	-	-	-
Ain el Kébira	246(59,0)				
Urbain	288(63,4)				
		DNS	-	-	-
Rural	220(57,9)				
Célibataire	8(66,7)				
		DNS	-	-	-
Mariée	500(60,8)				
Avec profession	489(61,1)				
		DNS			
Sans profession	19(55,8)		-	-	-

Tableau 4 : Association entre l'infection toxoplasmique et les caractéristiques obstétricales.

Caractéristiques obstétricales	IgG toxoplasmose positif Effectif (%)	P	Moyennes (écarts-types)	p moyennes	OR (IC 95%)
Sans antécédent de grossesse	98(66,7)	DNS	-	-	-
Avec antécédent de grossesse	410(59,7)				
Nombre de grossesse					
0	115(55,0)		0 (-)		
1-6	453(61,9)	DNS	2,6 (1,5)	DNS	
>6	44(53,7)		8,3 (1,7)		
					-
Gestante	209(63,9)				
		DNS			
Non gestante	299(59,0)		-	-	-
Sérologie Toxoplasmose antérieure					
Connue	192(61,0)				
		DNS	-	-	-
Inconnue	1(50,0)				

Tableau 5 : Répartition de la séroprévalence de la toxoplasmose selon les antécédents cliniques.

Antécédents cliniques	IgG toxoplasmose		p
	Positif	Négatif	
	Effectif (%)	Effectif (%)	
Eruption	7(77,8)	2(22,2)	*DNS*
Adénopathie	15(65,2)	8(34,8)	*DNS*
Ictère	4(80,0)	1(20,0)	*DNS*

Tableau 6: Association entre l'infection toxoplasmique et les troubles évolutifs de la grossesse.

Troubles évolutifs de la grossesse	IgG Positif Effectif (%)	P	Odds ratio (IC 95%)
Avortement	100 (54,1)	< 5%	0,69 (0,49-0,98)
Fœtopathie	2(28,6)	DNS	-
Prématurité	7(63,6)	DNS	-
Mort né	2(100,0)	DNS	-

Tableau 7: Association entre l'infection toxoplasmique et les facteurs de risques alimentaires.

Facteurs de risque	IgG + (%)	P	OR (IC 95%)	OR ajusté de Mentel et Heanzel
Crudités	396(63,3)	<5%	*1,5 (1 -2)*	*Commune = 1,5 (p < 5%)*
				Région géographique = 1,5 (p< 1%)
				Profession = 1,5 (p < 5%)
Crudités mal lavées	30(5,9)	*DNS*	_	_
Viande mal cuite	34(66,7)	*DNS*	_	_
Chat	153(30,1)	*DNS*		

Tableau 8 : Association entre l'infection toxoplasmique et la présence d'un chat à proximité

| Chat | IgG toxoplasmose | |
	Positif Effectif (%)	Négatif Effectif (%)
Oui	153(30,1)	96(29,4)
Non	355(69,9)	230(70,6)
Total	508(100,0)	326(100,0)

DNS

Tableau 9 : Association entre l'infection toxoplasmique et la présence d'autres animaux domestiques.

Autres Animaux domestiques	IgG toxoplasmose Positif	p
	Effectif (%)	
Lapin	2(0,4)	DNS
Chèvre	1(0,2)	DNS
Vache	7(1,4)	DNS
oiseaux	9(1,8)	DNS
Poules	3(0,6)	DNS

Tableau 10 : Evaluation des facteurs de risque de la toxoplasmose en fonction des antécédents de grossesse.

Facteurs de risques	Sans Antécédent grossesse			Avec Antécédent grossesse		
	IgG +	IgG -	p	IgG +	IgG -	p (OR)
Chat						
Oui	34(63,0)	20(37,0)	DNS	119(61,0)	76(39,0))	DNS
Non	64(68,8)	29(31,2		291(59,1)	201(40,9)	
Crudité						
Oui	77(67,5)	37(32,5)	DNS	319(62,3)	193(37,7)	< 5 %
Non	21(63,6)	12(36,4)		91(52,0)	84(48,0)	(1,53 : 1,06 - 1,19)
Crudité mal lavées						
Oui	2(50,0)	2(50,0)	DNS	28(68,3)	13(31,7)	DNS
Non	96(67,1)	47(32,9)		382(59,1)	264(40,9)	
Viande mal cuite						
Oui	10(62,5)	6(37,5)	DNS	24(68,6)	11(31,4)	DNS
Non	88(67,2)	43(32,8)		386(59,2)	266(40,8)	
Résidence						
Ain El Kébira	63(67,7)	30(32,3)		183(56,5)	141(43,5)	
			DNS			DNS
Sétif	35(64,8)	19(35,2)		227(62,5)	136(37,5)	
Répartition géographique						
Rural	55(67,9)	26(32,1)	DNS	165(55,2)	134(44,8)	< 5 %
Urbain	43(65,2)	23(34,8)		245(63,1)	143(36,9)	(1.4 :1 -1,9)

Tableau 11: Répartition de la séroprévalence de la toxoplasmose selon le motif de consultation actuel

Motif de consultation	IgG toxoplasmose	
	Positif	Négatif
	Effectif (%)	Effectif (%)
Avortement	6 (1,2)	1(0,3)
Contraception orale	285(56,1)	197(60,4)
Dépistage	13(2,6)	10(3,1)
Grossesse arrêtée	2(0,4)	0(0,0)
Menace d'accouchement prématuré	3(0,6)	2(0,6)
Menace d'avortement	12(2,4)	12(3,7)
Prénatale	185(36,4)	103(31,6)
Stérilet	2(0,4)	0(0,0)
Vaccination	0 (0,0)	1(0,3)
Total	508(100,0)	326(100,0)

DNS

4. Discussion

Sur les 834 sérums examinés, 508 présentent des anticorps antitoxoplasmiques donnant une séroprévalence de 60,9%, ce qui fait ressortir un nombre de femmes en âge de procréer réceptives à la maladie de 39,1%. Cette séroprévalence a été évaluée sur la base d'un seuil de positivité de 10UI selon les recommandations du fabriquant du test utilisé.

Le taux des IgG varie entre 0 et 310 UI, pour plus de 50% des observations il est compris entre 10 et 110 UI avec une valeur modale de 80UI. Le taux moyen est de 32,8UI avec un écart type de 39,7 UI.
La fréquence retrouvée est plus élevée que celle rapportée par des études nationales antérieures ; ainsi, l'étude menée par l'institut pasteur d'Alger entre 1969 et 1973 portant sur 2 438 sérums de patients suspects de toxoplasmoses résidants à la capitale, la séroprévalence globale était de 53,2% et chez les femmes de 52,4% (89). D'autres, rapportent une séroprévalence de 50,2% parmi les femmes enceintes à Constantine(90).

La séroprévalence retrouvée classe les deux communes étudiées parmi les zones hyper endémiques , comme c'est le cas dans certains pays du monde notamment dans les pays du Maghreb. Au Maroc (91) une étude portant sur 200 femmes enceintes résidant à Casablanca retrouve une séroprévalence de 66,5% ; en Tunisie, selon une étude réalisée en 1993 portant sur 1398 femmes consultant au centre de maternité et néonatalogie de la Rabta de Tunis, 43 % des femmes ne sont pas immunisées contre la toxoplasmose (92). Bouratbine en 2001(93) évalue la séroprévalence de la toxoplasmose à 58,4% dans la population générale.

La situation en Algérie, est aussi comparable, à certains pays d'Afrique, ainsi au Togo, Lapierre J (94), d'une part et Tourte -Schaeffer (95) d'autre part ont obtenu des taux de prévalence respectifs de 53,6 % et 55 % chez les femmes enceintes.

Au Congo, à Pointe-Noire, Candolfi*et al. (96)* ont obtenu 51,8 % de sérologies positives chez les femmes en âge de procréer, pendant que Makuwa*et al.(97)*obtenaient un taux de 60 % chez les femmes enceintes.

Certains pays d'Afrique présentent une plus forte séroprévalence, tel que le Nigéria, où Oadeko*et al.(98)* ont rapporté que 75,4 % des femmes enceintes étaient porteuses d'anticorps antitoxoplasmiques. Au Cameroun, Deniau *et al.(99)*ont enregistré 68,3 % de porteurs d'anticorps antitoxoplasmiques chez les femmes. Au Gabon, A Franceville, Nabias*et al.(100)*ont rapporté un taux de 71,2 % chez 767 gestantes.A

Madagascar, Lelong *et al.* ont retrouvé 83,5 % de séropositives parmi 599 femmes enceintes à Tananarive (101).

Des taux plus faibles ont été notés dans d'autres pays d'Afrique, au Soudan(102), au Mali*(103)*et au Sénégal*(104, 105)*.

En Europe, la prévalence est de 30 et 50 % dans la majorité des pays du centre et de l'ouest ; elle devient inférieure à 30 % dans le nord (pays scandinaves) et en Grande-Bretagne.

Aux USA Sur 17658 personnes, une séroprévalence de 15.0% a été retrouvé chez les femmes en âge de procréer (106).

La toxoplasmose est plus fréquente dans les régions à climat tempéré ou chaud et humide que dans les régions à climat froid et sec, en effet les oocystes présents dans l'environnement sont très résistants dans le milieu extérieur, mais leur sporulation est favorisée par la chaleur et l'humidité.

En se référant à plusieurs études, nous retrouvons l'âge comme la valeur de prédiction la plus importante, l'augmentation de la prévalence en fonction de l'accroissement de l'âge étant fréquemment observée (91, 107-109)(110).

La relation inverse n'est pas rapportée ; tout au plus, arrive-t-il qu'il n'y ait pas de rapport entre les deux variables, (90, 111) ce qui rejoint nos résultats, en effet la comparaison des répartitions ne montre pas de différence statistiquement significative, sans qu'il y ait de différence entre les moyennes .

D'après nos résultats, le taux de séroprévalence ne s'accroît que faiblement à partir de 15 – 20 ans, ce qui plaide pour une contamination s'effectuant dans l'enfance, si tel est le cas, l'infestation s'effectuerait principalement à partir du sol par les mains sales et les aliments souillés de terre.

En plus des variations géographiques mentionnées précédemment, des différences locales, par zone d'habitation, selon la latitude, le climat et le temps sont observées ; en ce qui concerne la commune de résidence nous n'avons pas trouvé de différence statistiquement significative entre la prévalence à Sétif et celle à Ain el Kébira.

De même pour la répartition en zone urbaine et rurale ; la zone urbaine représente un risque comparable de séroconversion comme le rapporte des études similaires (112-114), Sinon le risque est moindre (110, 115, 116) . D'autres études retrouvent par contre une plus forte séroprévalence urbaine (93, 117).

L'homogénéité de notre population qui partage un mode de vie et des habitudes alimentaires relativement uniformes élimine l'influence potentielle de sous-groupes culturels observés dans d'autres études.

Les Crudités sont un mode de contamination qui met en jeu les oocystes .

Dans notre interrogatoire nous avons insisté sur les crudités (fruits et légumes) qui poussent à même le sol et qui se consomment crues avec leur peau (salade, carottes, radis, navets, concombre, fraises, myrtilles ,persil , coriandre) ou autres consommées crues non ou mal lavées ; la relation entre crudités et immunisation antitoxoplasmique était statistiquement significative dans notre étude, *p <5% OR : 1,5 (1-2)* à l'analyse brute et avec ajustement que ce soit avec la commune de résidence, la région géographique ou la profession .

La consommation de crudités et de légumes crus ou insuffisamment cuits n'est retenue comme facteur de risque que par peu d'étude (118-120).

Nous n'avons pas trouvé de relation statistiquement significative entre la consommation de viande mal cuite et le taux d'immunisation contre la toxoplasmose. Certaines études nationales et internationales ont obtenu les mêmes résultats (90, 121) .

Nos résultats s'expliquent par 2 faits importants :

- le très faible pourcentage (6,1 %) des femmes étudiées qui consomment de la viande ovine ou bovine mal cuite. Cette rareté de consommation de viande saignante découle de la moindre fréquence de la consommation de viandes grillée due moins aux traditions et habitudes culinaires des deux communes, qu' à son prix élevé , ce qui rend cet aliment plus économique sous forme de plat cuisiné .

Cet état de fait, pousse d'ailleurs les citoyens à recourir aux viandes importées de certains pays tel que l'Argentine, l'Uruguay et le Brésil et qui sont disponibles a des prix abordables .

Connaissant la séroprévalence de la toxoplasmose animale dans ces pays, le problème de contamination se pose moins avec les viandes congelées car les kystes sont détruits par la congélation industrielle, qu'avec les viandes non congelées qui restent dangereuses si elles sont consommées peu cuites ou bien manipulées sans précautions.

- L'absence de relation entre consommation de viande mal cuite et séroconversion peut être aussi expliquée par la » généralisation » de la congélation des viandes dans les foyers Algériens, en effet Les kystes de

T.g`ndii seraient rendus non infectieux par une congélation pendant au moins 3 jours, à −12°C.

Notons aussi que la viande ovine (mouton , chèvre) est plus contaminante que la viande bovine et que la viande de bœuf est plus contaminante que la viande de vache ; nous ne disposons d'aucune étude sur la séroprévalence de la toxoplasmose dans notre cheptel bovin, ovin, caprin ou même chez d'autres animaux domestiques consommables "volailles, lapins".

Contrairement à nos résultats la consommation de viande mal cuite, est identifiée par la majorité des auteurs comme un facteur de risque significatif (108, 119, 122, 123). Pour le poulet, la fréquence de consommation dans les deux communes est forte, habituellement bien cuit ;la chair des poulets issus d'élevages traditionnels peut contenir des kystes de T. gondii.

La fréquence de la contamination de la volaille domestique pourrait représenter un risque potentiel pour l'homme, cependant, les kystes sont localisés préférentiellement dans le coeur et le cerveau qui sont exceptionellement ou jamais consommés, puis dans les viscères et dans les muscles (124). Rappelons, que le foie de volaille est fortement conseillé dans les cas d'anémie, notamment chez la femme enceinte, d'où notre appel à conseiller en contre partie qu'il soit consommé bien cuit.

Nos deux communes bénéficient de l'eau potable. L'eau même potable est un facteur de risque de contamination par le toxoplasme en effet, le Chlore n'a aucun effet sur l'inactivation des oocystes. Une seule étude a mis en évidence des toxoplasmes dans des échantillons d'eaux de consommation, de surface ou souterraines, prélevés en dehors de tout contexte épidémique (125).

Le chat était présent dans 249 foyers des femmes étudiées, soit 29,9%, son rôle dans la séroconversion est non significatif dans notre étude. Des résultats similaires ont été rapportés(108, 115, 122, 123).

La majorité de ces auteurs expliquent le fait que le contact direct avec le chat ne constitue pas en lui même un facteur de risque pour la toxoplasmose par l'évidence que :

- les chats excrètent les oocystes pendant 2 semaines seulement après primo-infection, en effet, il est admis que 1% des chats sont excréteurs d'oocystes à un moment donné mais pendant une durée très courte.
- que ces oocystes ne deviennent infectants qu'après une semaine de leur élimination dans l'eau ou le sol.
- ajoutons à cela, que les oocystes ne sont jamais retrouvés sur le pelage du chat (126).

Nous n'avons par ailleurs aucune idée sur la séroprévalence de la toxoplasmose chez les chats dans les communes de Sétif et Ain El Kébira. Il est démontré que la séroprévalence est plus élevée chez le chat sauvage ou errant (13) , or, dans notre étude, il s'agit de chats adoptés qui n'ont plus la possibilité de chasser et ne consomment que des restes des plats cuisinés , exceptionnellement des aliments industriels stérilisés, donc moins exposés aux facteurs de risque.

La présence des chats a été par contre, rapportée comme facteur de transmission significatif dans plusieurs études (127-129).

L'étude comparative ne montre pas d'association statistique avec la profession ou la situation familiale, la profession peut intervenir quand elle est en relation avec la terre (agriculture, jardinage …).

On ne retrouve pas de relation statistiquement significative entre la présence de toxoplasmoses et les antécédents cliniques (éruption, adénopathies, ictère) des patientes séropositives, ceci est expliqué par la grande fréquence des formes asymptomatiques de la maladie.

Dans notre étude l'indice sérologique chez les nullipares ne diffère pas significativement de celui observé chez les paucipares et les multipares, ce fait a été rapporté par une enquête réalisée à Dakar (121) .

Une seule étude signale les grossesses antérieures comme facteur de risque d'acquisition de la toxoplasmose, expliqué par la vulnérabilité des femmes à cette période sur le plan immunitaire, Puisque les facteurs protecteurs contre une infestation toxoplasmique disparaissent au cours de la grossesse à cause de l'immunotolérance et des problèmes hormonaux (116).

Cette même étude (116) rapporte que les facteurs de risques (alimentaires et animaux) étaient significatifs uniquement chez les femmes aux antécédents de grossesse.

Cette notion rapportée pour la première fois nous a incité à rechercher les mêmes paramètres dans notre étude ce qui nous a permis de faire ressortir une liaison entre le facteur crudité et l'immunisation contre la toxoplasmose (qui n'est pas significative chez les femmes sans antécédents de grossesse), avec un `dds rati` de 1,5.

Les autres facteurs de risque, restent toutefois non significatifs.

Nous avons noté une relation statistiquement significative entre les antécédents d'avortement et l'état d'immunisation contre la toxoplasmose(p < 5%). Mais à notre surprise la relation était plutôt inverse, les avortements étaient plus fréquents chez les femmes séronégatives et l'avortement était plutôt associé à l'âge supérieur à 35 ans. Il n'existait par ailleurs pas de relation statistiquement significative entre l'état d'immunisation les fœtopathies, les mortinatalités ou les accouchements prématurés.

Le lait est un facteur de risque qui n'a pas été recherché dans notre étude. Des tachyzoïtes de *T. g`ndii*ont été retrouvés dans le lait de plusieurs hôtes intermédiaires (brebis, chèvre et vache), des études ont prouvé que malgré la sensibilité des tachyzoïtes au suc gastrique ils peuvent être à l'origine d'infections humaines(130). Des cas de toxoplasmoses humaines n'ont été associés qu'à la consommation de lait de chèvre non pasteurisé (131). Le risque de contamination par le lait de vache est jusqu'à présent considéré comme quasi nul.

La présence d'espèces animales soumises à l'infection par les oocystes (poules, oiseaux, moutons, chèvres, vaches, lapins)ne constitue pas un facteur de risque de contamination par le toxoplasme dans notre étude, ceci peut être expliqué par le fait que les oocystes ne sporulent pas lorsqu'ils sont déposés sur leur pelage (132).

Ces animaux infectés ne constituent de risque pour l'homme que lors de la consommation de leur viande crue ou mal cuite ou la manipulation de cette dernière sans prendre les mesures d'hygiène nécessaires.

Nous n'avons pas trouvé de différence statistiquement significative entre le motif de consultation et l'immunisation contre la toxoplasmose, notamment avec les troubles évolutifs de la grossesse (avortement, accouchement prématuré, grossesse arrêtée).

Ce motif de consultation n'a pas été recherché dans les différentes études, aucune comparaison des résultats ne peut de ce fait être proposée.

Le taux de séroprévalence de la toxoplasmose chez les gestantes est de 63,9%, il n'y a pas d'association significative entre le taux d'immunisation et l'évolution de la grossesse.

36,1% des gestantes sont séronégatives, représentant ainsi une population à risque de part le risque de séroconversion au cours de la grossesse et son impact désastreux sur le produit de conception.

145 femmes sur les 834, ont bénéficié d'un dépistage sérologique vis à vis de la toxoplasmose, ce qui correspond à un taux de 82,7% qui ignorent leur statut .

38,6% des gestantes ayant fait l'objet d'un dépistage antérieur pour la toxoplasmose sont séronégatives ; elles restent réceptives à la maladie (risque de séroconversion et d'atteinte fœtale) et sont suivies au niveau des différentes PMI par une sage femme, sans aucun suivi sérologique.

Ont-elles été informées des résultats sérologiques ? Ont-elles bénéficié d'informations et de conseils hygièno- diététiques pour leur protection et la protection de leur progéniture ?

Vraisemblablement non, puisqu'elles continuent à s'exposer aux facteurs de risque de contamination par le toxoplasme.

39,2% des femmes gestantes séronégatives ont eu des grossesses antérieures ce qui constituait une opportunité pour évaluer leur statut sérologique et en cas de séronégativité instaurer des mesures préventives (information, conseils et éducation sanitaire).

Mais le fait de noter que 72% des gestantes séronégatives continuent à s'exposer « au risque des crudités » et que 36,4% d'entre elles possèdent un chat et que le risque lié à la consommation de crudité mal lavée et de viandes mal cuites intéresse 5,1 % d'entre elles, nous apostrophe sur la qualité de l'information et l'éducation de ces femmes et du rôle joué par les acteurs de la santé.

L'absence de données épidémiologiques sur les conséquences liées à la toxoplasmose congénitale ne permet pas de situer l'impact réel de cette affection sur le plan de la santé publique.

Nous n'avons pas trouvé de différence statistiquement significative à l'analyse du taux d'immunisation en fonction de l'âge gestationnel ; toutefois, nous soulignons un taux de gestantes séronégatives évalué à 21,2% au premier trimestre, 45,8% au deuxième trimestre et 33,1% au troisième trimestre.

Si nous essayons d'estimer le taux de la toxoplasmose congénitale dans les deux communes étudiées selon un modèle mathématique utilisé par plusieurs études, puis extrapoler nos résultats au plan national, en sachant que :

Le taux de séroconversion parmi les femmes enceintes séronégatives :1 à 2% (donnée internationale).Le taux de transmission materno-fœtale : 30 à 40 %

Le risque de survenue de TC dans la P`pulati`n des femmes en âge de pr`créer des deux c`mmunes

Le nombre total des femmes à Sétif et Ain El Kébira :

82400 + 11655 = 94055

39.1 X 94055 / 100= 36775.5 femmes séronégatives

L'infecti`n maternelle acquise au c`urs de la gr`ssesse varie entre 367.7 et 735.5

Le n`mbre d'infecti`ns transmises au fœtus varie entre 147.10 et 294.2

En Algérie, le taux de toxoplasmose congénitale se situerait entre 147,10 et 294,2 cas annuel.

Par ailleurs, le risque global de développement de handicaps graves suite à une toxoplasmose congénitale consiste en la multiplication du risque d'infection fœtale (a) par le risque de dommage fœtal selon l'âge gestationnel (b), ce risque est maximal au cours du second trimestre de grossesse (10%).

Tableau 11 : Estimation des risques de la contamination foetale(71)

	transmission materno-foetale de l'infection (a)	signes cliniques graves à la naissance (b)	risque global de handicap sévère en cas d'infection congénitale (a) x (b)
avant 13 semaines	6%	61%	4%
de 13 à 26 semaines	40%	25%	10%
de 26 à 36 semaines	72%	9%	6%

Si n`us appliqu`ns cette f`rmule à n`tre p`pulati`n de gestantes sér`négatives `n `btient des taux d'enfants handicapés effarants : Tableau 11 bis

Tableau 11 bis : Estimation des risques de la contamination foetale

Age de la grossesse	Nombre de femmes séronégatives	Risque global de handicap si infection congénitale
Premier trimestre	25	*1*
Deuxième trimestre	54	*5,4*
Troisième trimestre	39	*2,3*

5. La toxoplasmose poids et mesures

Notre étude fait ressortir certains faits importants, grâce auxquels nous pouvons proposer des mesures préventives adéquates à la situation actuelle :

- la séroprévalence de la toxoplasmose évaluée à 60,9% chez les femmes en âge de procréer confirme que cette parasitose sévit sous forme endémique dans les communes de Sétif et de Ain el Kébira et permet de classer cette partie de l'Algérie comme zone à forte prévalence (> 50%).

- Le nombre de femmes réceptives à la maladie est énorme quand on connaît le risque encouru en cas de séroconversion pendant la grossesse.

- L'absence de dépistage systématique de cette maladie chez la femme en âge de procréer et notamment la femme enceinte, notifié par le nombre négligeable de femmes, qui ont bénéficié d'un dépistage sérologique vis à vis de la toxoplasmose.

- L'absence d'éducation et d'information des femmes, qui bien qu'elles soient séronégatives continuent à s'exposer aux risque de contamination et ce en cours de grossesse . Ceci témoigne d'une méconnaissance des risques encourus   et reflète une absence de prise en charge.

- L'absence de suivi échographique spécialisé pouvant déceler une malformation fœtale précoce.

Nous proposons une actualisation et une reformulation des recommandations de prévention de la toxoplasmose avec :

- Une campagne d'information auprès des femmes enceintes avec diffusion de ces recommandations actualisées.

- La création de structure chargée spécifiquement de centraliser les données biologiques et épidémiologiques sur la toxoplasmose.

- Le recensement exhaustif des cas de toxoplasmose congénitale en rendant cette maladie de déclaration obligatoire.

Dépistage sérologique :

Le dépistage doit être pratiqué chez toute femme en âge de procréer, le mieux serait en prénuptial ou en préconceptionelle.
La découverte d'une séropositivité au cours de la grossesse pose des problèmes d'interprétation et donc de prise en charge (Tableau12).

Le recours au test d'avidité qui n'est pas de pratique courante dans nos laboratoires est alors, indispensable dans la plus part des situations pour offrir à la femme une prise en charge efficace.

Dépistage de la toxoplasmose

femme enceinte

IgM (-) : absence immunité surveillance sérologique.

IgG (-)

IgM (+) : début infection ou IgM non spécifiques.

Contrôle sérologique :

IgG (-) pas d'infection
IgG (+) séroconversion

IgM (-) infection ancienne probable

IgG à j 20

Stable : infection > 2mois

Augmenté : infection < 2mois

IgM (+)   : avidité IgG
Avidité forte : infection ancienne probable   IgG à j 20

IgG (+)

Stable : infection > 2mois

Augmenté : infection < 2mois

Avidité faible : infection récente possible

IgG à j 20

Stable : infection > 2mois

Augmenté : infection < 2mois

61

Selon les recommandations internationales, une sérologie positive en IgG avant la grossesse dispense de toute surveillance ultérieure chez une patiente immunocompétente, et ce, bien que l'hypothèse d'une réinfection pendant la grossesse ait été avancée dans quelques cas de toxoplasmoses congénitales alors que la mère avait une immunité antitoxoplasmique ancienne, préalable à la grossesse .

Mesures préventives chez les femmes séronégatives enceintes :

- Si la femme est séronégative, elle fera alors l'objet d'un suivi sérologique mensuel des taux d'IgG et IgM jusqu'à l'accouchement, en vue d'une détection d'une séroconversion dont la prise en charge correcte protégera l'enfant à naître des complications fatales.

En cas de séroconversion, débuter sans tarder un traitement à base de spiramycine .Le gain thérapeutique est indiscutable, le risque global de transmission materno-foetale du parasite est réduit de moitié par l'administration de spiramycine :

il est de 2 % pour les infections de la 3ème à la 10ème semaine, 7 % entre 11 et 14 semaines, 12 % entre 15 et 18 semaines, 21 % entre 19 et 30 semaines, 50 % après la 30ème semaine (87).

La surveillance échographique trimestrielle est indispensable.

- Cette surveillance s'étalera sur la période post partum , en effet lors d'une séroconversion tardive, la primo-infection maternelle peut passer inaperçue et la toxoplasmose congénitale qui en découle ne sera diagnostiquée que si l'enfant a des manifestations cliniques évocatrices, la séroconversion maternelle étant révélée *a p`steri`ri*(133).

Une sérologie maternelle effectuée au moment de l'accouchement ou à la sortie de la maternité. Cette sérologie devrait être répétée, 10 à 30 jours après l'accouchement, Un tel dépistage permettrait une mise en place plus rapide du traitement avant l'apparition de séquelles ophtalmologiques parfois irréversible(133).

Mesure alimentaires

Ces mesures éducatives d`ivent être intégrées aux séances régulières de c`nsultati`n médicale.

- ✓ Lavage à grande eau des végétaux souvent souillés par de la terre et consommés crus (persil, coriandre , carottes , radis, salade, fraises, champignons…).
- • La congélation ou la surgélation des végétaux est inefficace vis-à-vis des oocystes.
- • *Préférer la c`ns`mmati`n de légumes cuits.*
- ✓ Proscrire la consommation de viande (ovins, caprins, bovins, volaille, lapin, poissons) mal cuite ou crue.

Tout en sachant que :

- • les ovins sont plus contaminant que les bovins et la vache plus que le bœuf.
- • le cœur, le diaphragme et la langue sont les plus contaminants.
- • les salamis, classiquement préparés essentiellement de muscles non squelettiques, sont à haut risque de contamination puisque le toxoplasme est fréquent chez les animaux âgés qui sont source de ce type d'aliment(37).
- • La congélation de la viande permet la destruction des kystes si elle atteint la température de -12°C à cœur, *mais certains kystes peuvent parf`is survivre à ces températures.*
- • La viande surgelée industriellement (température maximale est de −18°C) peut être considérée comme produit sans risque vis-à-vis de *T. g`ndii*, ce qui n'est pas le cas pour une congélation familiale qui peut être insuffisante pour détruire les kystes.
- ✓ La cuisson au micro-onde a une activité partielle sur l'infectiosité des kystes de *T. g`ndii* , s'expliquant par l'hétérogénéité de la cuisson obtenue avec cette technique : le chauffage rapide ne permettrait pas d'atteindre en tout point de la viande l'équilibre temps température nécessaire pour détruire les kystes.

Aucun résultat n'a été publié concernant l'effet de la cuisson au micro onde sur les oocystes.

- ✓ La destruction des parasites durant la salaison est due au changement de pression osmotique lié à l'ajout de sel et de sucre.
- ✓ La consommation de lait de chèvre cru est à éviter *: il* a été à l'origine de quelques cas de toxoplasmose.

✓ *Le lavage des mains après :*   - manipulation de viandes ou de crudités
- contact avec la terre,

✓ L'hygiène des ustensiles de cuisine.
✓ *Précauti`ns vis-à-vis du chat :*
• *éviter* la manipulation de la litière du chat.
• soit le faire en portant des gants
• Nettoyage à l'eau bouillante des bacs des litières ou de tout objet ayant été en contact avec des excréments de chat
• N'alimenter le chat qu'avec des aliments industriels.
✓ *La lutte c`ntre l'insecte : vecteurs* passifs d'oocystes de *T. g`ndii.*
✓ L'eau comme source de contamination a clairement été démontrée, le risque potentiel existe pour des eaux peu ou pas traitées, et susceptibles d'être contaminées par des oocystes issus de chats ou de félidés sauvages.

Perspectives :

Il serait souhaitable de mettre en place :

✓ Un pôle épidémiologie, chargé :

- d'actualiser les données épidémiologiques de la toxoplasmose en Algérie.
- contribuer à la mise en place d'un programme national de dépistage sérologique systématique chez la femme enceinte, ainsi qu'à l'élaboration de recommandations pour la prévention de la transmission de la toxoplasmose.

✓ Un pôle souches chargé de l'isolement et de la caractérisation par génotypage des souches d'origine humaine, animale et environnementale ainsi que d'évaluer la sensibilité des souches aux différents traitements. (notamment d'identification de résistances aux traitements).

✓ Un pôle sérologie et un pôle biologie moléculaire chargés de contribuer au développement, à l'évaluation et à la standardisation de techniques permettant le diagnostic précoce de l'infection dans le cadre du diagnostic de toxoplasmose congénitale.

✓ *Jusqu'à récemment, les réserv`irs hydriques* n'étaient pas pris en compte dans l'épidémiologie de la toxoplasmose.
Il est nécessaire de disposer de méthodes de détection assez sensibles pour mettre en évidence de très faibles densités d'oocystes.

✓ Notre étude de séroprévalence montre l'utilité d'étudier certaines espèces animales bio-indicatrices de la contamination de l'environnement par le toxoplasme.

Elle suggère également la nécessité de mener des études extensives de séroprévalence chez les animaux d'élevage dont la consommation représente un risque pour l'homme. Ces études devront aider à quantifier ce risque en fonction de chaque espèce.

Références

1. Nicolle C, Manceaux L. Sur une infection à corps de Leishman ou organismes voisins du gondi. C R Acad Sci. 1908;146 SRC - GoogleScholar:207-9.
2. Splendore A. Un nuovo protozoa parassita de conigli incontrato nelle lesioni anatomiche d'une malattiache ricorda in moltopunti il kalaazar dell'uomo. Revista da sociedade de ciencias. 1908;3:109-12.
3. Jankù J. Pathogenesa a pathologickà anatomie tak nazvaného vrozenéko kolobomu zluté skvrny v oku normàlnne velikem a mikrophtalmickéms nàlazem parasitù v sitnici.1923. 1021-7 p.

4. Wolf A, Cowen D, Paige B. Human Toxoplasmosis: Occurrence in Infants as an Encephalomyelitis Verification by Transmission to Animals. Science. 1939;89(2306):226-7.
5. Carruthers VB, Sibley LD. Sequential protein secretion from three distinct organelles of Toxoplasma gondii accompanies invasion of human fibroblasts. Eur J Cell Biol. 1997;73(2):114-23.
6. Tomavo S. The differential expression of multiple isoenzyme forms during stage conversion of Toxoplasma gondii: an adaptive developmental strategy. Int J Parasitol. 2001;31(10):1023-31.
7. Ajzenberg D, Bañuls AL, Su C, Dumètre A, Demar M, Carme B, et al. Genetic diversity, clonality and sexuality in Toxoplasma gondii. International journal for parasitology. 2004;34(10):1185-96.
8. Su C, Evans D, Cole RH, Kissinger JC, Ajioka JW, Sibley LD. Recent expansion of Toxoplasma through enhanced oral transmission. Science. 2003;299(5605):414-6.
9. Davis SW, Dubey JP. Mediation of immunity to Toxoplasma gondii oocyst shedding in cats. J Parasitol. 1995;81(6):882-6.
10. Afssa. Toxoplasmose : état des connaissances et évaluation du risque lié à l'alimentation rapport du groupe de travail « Toxoplasma gondii » de l'Afssa, 2005.
11. Hutchison WM, Dunachie JF, Work K, Siim JC. The life cycle of the coccidian parasite, Toxoplasma gondii, in the domestic cat. Transactions of the Royal Society of Tropical Medicine and Hygiene. 1971;65(3):380-99.

12. Israelski DM, Remington JS. Toxoplasmosis in patients with cancer. Clin Infect Dis. 1993;17(2):S423-35.

13. Tenter AM, Heckeroth AR, Weiss LM. Toxoplasma gondii: from animals to humans. International journal for parasitology. 2000;30(12-13):1217-58.

14. Blewett DA, Miller JK, Harding J. Simple technique for the direct isolation of toxoplasma tissue cysts from fetal ovine brain. The Veterinary record. 1983;112(5):98-100.

15. Aramini JJ, Stephen C, Dubey JP, Engelstoft C, Schwantje H, Ribble CS. Potential contamination of drinking water with Toxoplasma gondii oocysts. Epidemiology and infection. 1999;122(2):305-15.

16. Bettiol SS, Obendorf DL, Nowarkowski M, Milstein T, Goldsmid JM. Earthworms as paratenic hosts of toxoplasmosis in eastern barred bandicoots in Tasmania. Journal of wildlife diseases. 2000;36(1):145-8.

17. Miller MA, Gardner IA, Kreuder C, Paradies DM, Worcester KR, Jessup DA, et al. Coastal freshwater runoff is a risk factor for Toxoplasma gondii infection of southern sea otters (Enhydra lutris nereis). Int J Parasitol. 2002;32(8):997-1006.

18. Taverne J. Toxoplasmosis in Brazil (in brief). Trends Parasitol. 2002;18 203-4.

19. Flegr J, Preiss M, Klose J, Havlicek J, Vitakova M, Kodym P. Decreased level of psychobiological factor novelty seeking and lower intelligence in men latently infected with the protozoan parasite Toxoplasma gondii Dopamine, a missing link between schizophrenia and toxoplasmosis? Biol Psychol. 2003;63(3):253-68.

20. Walsh CP, Hammond SE, Zajac AM, Lindsay DS. Survival of Toxoplasma gondii tachyzoites in goat milk: potential source of human toxoplasmosis. The Journal of eukaryotic microbiology. 1999;46(5):73S-4S.

21. Marshall PA, Hughes JM, Williams RH, Smith JE, Murphy RG, Hide G. Detection of high levels of congenital transmission of Toxoplasma gondii in natural urban populations of Mus domesticus. Parasitology. 2004;128(Pt 1):39-42.

22. Fayer R, Dubey JP, Lindsay DS. Zoonotic protozoa: from land to sea. Trends in parasitology. 2004;20(11):531-6.

23. Torrey EF, Yolken RH. Toxoplasma gondii and schizophrenia. Emerg Infect Dis. 2003;9(11):1375-80.

24. Wallace GD. Intermediate and transport hosts in the natural history of Toxoplasma gondii. The American journal of tropical medicine and hygiene. 1973;22(4):456-64.

25. Warnekulasuriya MR, Johnson JD, Holliman RE. Detection of Toxoplasma gondii in cured meats. International journal of food microbiology. 1998;45(3):211-5.

26.   Dubey JP, Thomas P, Petersen E. The scientific basis for prevention of Toxoplasma gondii infection: studies on tissus cyst survival, risk factors and hygiene mesures; In: Ambroise Editors2000. 271-5 SRC - GoogleScholar p.

27.   Kniel KE, Lindsay DS, Sumner SS, Hackney CR, Pierson MD, Dubey JP. Examination of attachment and survival of Toxoplasma gondii oocysts on raspberries and blueberries. The Journal of parasitology. 2002;88(4):790-3.

28.   Giordano LFC, Lasmar EP, Tavora ERF, Lasmar MF. Toxoplasmosis transmitted via kidney allograft: case report and review. Transplantation proceedings. 2002;34(2):498-9.

29.   Beauvais B, Garin JF, Lariviere M, Languillat G, Galal H. [Toxoplasmosis and transfusion]. Annales de parasitologie humaine et comparee. 1976;51(6):625-35.

30.   Herwaldt BL. Laboratory-acquired parasitic infections from accidental exposures. Clinical microbiology reviews. 2001;14(4):659-88, table of contents.

31.   Kasper L, Courret N, Darche S, Luangsay S, Mennechet F, Minns L, et al. Toxoplasma gondii and mucosal immunity. International journal for parasitology. 2004;34(3):401-9.

32.   Letscher V. vaccination avec la proteine SAG1 de toxoplasma Gondii dans un modele de toxoplasmose congenitale chez la souris : universite Louis Pasteur Strasbourg 2004.

33.   Suzuki Y, Remington JS. Dual regulation of resistance against Toxoplasma gondii infection by Lyt-2+ and Lyt-1+, L3T4+ T cells in mice. Journal of immunology (Baltimore, Md : 1950). 1988;140(11):3943-6.

34.   Robben PM, Mordue DG, Truscott SM, Takeda K, Akira S, Sibley LD. Production of IL-12 by macrophages infected with Toxoplasma gondii depends on the parasite genotype. J Immunol. 2004;172(6):3686-94.

35.   Mennechet FJD, Kasper LH, Rachinel N, Minns LA, Luangsay S, Vandewalle A, et al. Intestinal intraepithelial lymphocytes prevent pathogen-driven inflammation and regulate the Smad/T-bet pathway of lamina propria CD4+ T cells. European journal of immunology. 2004;34(4):1059-67.

36.   Nickdel MB, Lyons RE, Roberts F, Brombacher F, Hunter CA, Alexander J, et al. Intestinal pathology during acute toxoplasmosis is IL-4 dependent and unrelated to parasite burden. Parasite immunology. 2004;26(2):75-82.

37.   Aspinall TV, Guy EC, Roberts KE, Joynson DH, Hyde JE, Sims PF. Molecular evidence for multiple Toxoplasma gondii infections in individual patients in England and Wales: public health implications. Int J Parasitol. 2003;33(1):97-103.

38.   Fortier B, Aïssi E, Ajana F, Dieusart P, Denis P, Martin de Lassalle E, et al. Spontaneous abortion and reinfection by Toxoplasma gondii. Lancet. 1991;338(8764):444.

39.   Gavinet MF, Robert F, Firtion G, Delouvrier E, Hennequin C, Maurin JR, et al. Congenital toxoplasmosis due to maternal reinfection during pregnancy. Journal of clinical microbiology. 1997;35(5):1276-7.

40.   Hennequin C, Dureau P, N'Guyen L, Thulliez P, Gagelin B, Dufier JL. Congenital toxoplasmosis acquired from an immune woman. Pediatr Infect Dis J. 1997;16(1):75-7.

41.   Dollfus H, Dureau P, Hennequin C, Uteza Y, Bron A, Dufier JL. Congenital toxoplasma chorioretinitis transmitted by preconceptionally immune women: Br J Ophthalmol. 1998 Dec;82(12):1444-5.

42.   Lebas F, Ducrocq S, Mucignat V, Paris L, Megier P, Baudon JJ, et al. [Congenital toxoplasmosis: a new case of infection during pregnancy in an previously immunized and immunocompetent woman]. Arch Pediatr. 2004;11(8):926-8.

43.   Kasper LH, Ware PL. Recognition and characterization of stage-specific oocyst/sporozoite antigens of Toxoplasma gondii by human antisera. J Clin Invest. 1985;75(5):1570-7.

44.   Brézin AP, Delair-Briffod E. [Ophthalmologic aftercare of congenital toxoplasmosis]. Archives de pediatrie : organe officiel de la Societe francaise de pediatrie. 2003;10 Suppl 1:5-9.

45.   Gilbert RE, Stanford MR. Is ocular toxoplasmosis caused by prenatal or postnatal infection? The British journal of ophthalmology. 2000;84(2):224-6.

46.   Taverne J. Tick-borne haemorrhagic fever in Iran. Trends in parasitology. 2002;18(8):344.

47.   Chandenier J, Jarry G, Nassif D, Douadi Y, Paris L, Thulliez P, et al. Congestive heart failure and myocarditis after seroconversion for toxoplasmosis in two immunocompetent patients. European journal of clinical microbiology & infectious diseases : official publication of the European Society of Clinical Microbiology. 2000;19(5):375-9.

48.   Pomeroy C, Filice GA. Pulmonary toxoplasmosis: a review. Clinical infectious diseases : an official publication of the Infectious Diseases Society of America. 1992;14(4):863-70.

49.   Lesur G, Turner L, Bougnoux ME, Parlier H, Dupuy P. [Acute toxoplasmic hepatitis in a non immunosuppressed patient]. Gastroenterologie clinique et biologique. 1994;18(8-9):798-9.

50.   Vastava PB, Pradhan S, Jha S, Prasad KN, Kumar S, Gupta RK. MRI features of toxoplasma encephalitis in the immunocompetent host: a report of two cases. Neuroradiology. 2002;44(10):834-8.

51.   Couvreur J, Alison F, Boccon-Gibod L, Desmonts G, Tournier G. [The kidney and toxoplasmosis]. Annales de pediatrie. 1984;31(10):847-52.

52.   Magid SK, Kagen LJ. Serologic evidence for acute toxoplasmosis in polymyositis-dermatomyositis. Increased frequency of specific anti-toxoplasma IgM antibodies. The American journal of medicine. 1983;75(2):313-20.

53.   Carme B, Bissuel F, Ajzenberg D, Bouyne R, Aznar C, Demar M, et al. Severe acquired toxoplasmosis in immunocompetent adult patients in French Guiana. J Clin Microbiol. 2002;40(11):4037-44.

54.   Luft BJ, Remington JS. Toxoplasmic encephalitis in AIDS. Clin Infect Dis. 1992;15(2):211-22.

55.   Couvreur J, Tournier G, Sardet-Frismand A, Fauroux B. [Heart or heart-lung transplantation and toxoplasmosis]. Presse Med. 1992;21(33):1569-74.

56.   Derouin F, Devergie A, Auber P, Gluckman E, Beauvais B, Garin YJ, et al. Toxoplasmosis in bone marrow-transplant recipients: report of seven cases and review. Clin Infect Dis. 1992;15(2):267-70.

57.   Girard PM, Katlama C, Pialoux G, . Infection VIH/SIDA2007. 355 p p.

58.   Colombo FA, Vidal JE, Penalva de Oliveira AC, Hernandez AV, Bonasser-Filho F, Nogueira RS, et al. Diagnosis of cerebral toxoplasmosis in AIDS patients in Brazil: importance of molecular and immunological methods using peripheral blood samples. J Clin Microbiol. 2005;43(10):5044-7.

59.   Ganji M, Tan A, Maitar MI, Weldon-Linne CM, Weisenberg E, Rhone DP. Gastric toxoplasmosis in a patient with acquired immunodeficiency syndrome. A case report and review of the literature. Arch Pathol Lab Med. 2003;127(6):732-4.

60.   Janitschke K, Held T, Kruiger D, Schwerdtfeger R, Schlier G, Liesenfeld O. Diagnostic value of tests for Toxoplasma gondii-specific antibodies in patients undergoing bone marrow transplantation. Clin Lab. 2003;49(5-6):239-42.

61.   Bessieres MH. [Diagnosis and methods. The mother: evaluation of risks and data collection. Serology]. Arch Pediatr. 2003;1:30-2.

62.   Couvreur J. [Problems of congenital toxoplasmosis. Evolution over four decades]. Presse Med. 1999;28(14):753-7.

63.   Derouin F. Anti-toxoplasmosis drugs. Curr Opin Investig Drugs. 2001;2(10):1368-74.

64.   Fortier B, Dao A, Ajana F. Toxoplasme et toxoplasmoses. In: Elsevier, editor. Encycl Méd Chir Maladies infectieuses2000. p. 13 p.

65.   Thouvenin M, Candolfi E, Villard O, Klein JP, Kien T. Immune response in a murine model of congenital toxoplasmosis: increased susceptibility of pregnant mice and transplacental passage of Toxoplasma gondii are type 2-dependent. Parassitologia. 1997;39(4):279-83.

66.   Raymond J, Poissonnier MH, Thulliez PH, Forestier F, Daffos F, Lebon P. Presence of gamma interferon in human acute and congenital toxoplasmosis. J Clin Microbiol. 1990;28(6):1434-7.

67.   Silveira C, Ferreira R, Muccioli C, Nussenblatt R, Belfort R, Jr. Toxoplasmosis transmitted to a newborn from the mother infected 20 years earlier. Am J Ophthalmol. 2003;136(2):370-1.

68.   Ferro EA, Silva DA, Bevilacqua E, Mineo JR. Effect of Toxoplasma gondii infection kinetics on trophoblast cell population in Calomys callosus, a model of congenital toxoplasmosis. Infect Immun. 2002;70(12):7089-94.

69.   Abbasi M, Kowalewska-Grochowska K, Bahar MA, Kilani RT, Winkler-Lowen B, Guilbert LJ. Infection of placental trophoblasts by Toxoplasma gondii. The Journal of infectious diseases. 2003;188(4):608-16.

70.   Bessieres MH, Berrebi A, Rolland M, Bloom MC, Roques C, Cassaing S, et al. Neonatal screening for congenital toxoplasmosis in a cohort of 165 women infected during pregnancy and influence of in utero treatment on the results of neonatal tests. Eur J Obstet Gynecol Reprod Biol. 2001;94(1):37-45.

71.   Dunn D, Wallon M, Peyron F, Petersen E, Peckham C, Gilbert R. Mother-to-child transmission of toxoplasmosis: risk estimates for clinical counselling. Lancet. 1999;353(9167):1829-33.

72.   Chemla C, Villena I, Aubert D, Hornoy P, Dupouy D, Leroux B, et al. Preconception seroconversion and maternal seronegativity at delivery do not rule out the risk of congenital toxoplasmosis. Clin Diagn Lab Immunol. 2002;9(2):489-90.

73.   Couvreur J, Desmonts G, Tournier G, Szusterkac M. [A homogeneous series of 210 cases of congenital toxoplasmosis in 0 to 11-month-old infants detected prospectively]. Ann Pediatr. 1984;31(10):815-9.

74.   Cneude F, Deliege R, Barbier C, Durand-Joly I, Bourlet A, Sonna M, et al. [Septic shock due to congenital disseminated toxoplasmosis?]. Arch Pediatr. 2003;10(4):326-8.

75.   Honore S, Couvelard A, Garin YJ, Bedel C, Henin D, Darde ML, et al. [Genotyping of Toxoplasma gondii strains from immunocompromised patients]. Pathol Biol. 2000;48(6):541-7.

76.   Pelloux H, Fricker-Hidalgo H, Pons JC, Bost-Bru C, Brenier-Pinchart MP, Jouk PS, et al. [Congenital toxoplasmosis: prevention in the pregnant woman and management of the neonate]. Arch Pediatr. 2002;9(2):206-12.

77.   Daffos F. Prélèvement de sang foetal. In : Mise à jour en gynécologie et obstétrique. Paris, Vigot. 1994: 61-79.

78.   Jacquemard F. [Ultrasonographic signs of congenital toxoplasmosis]. Arch Pediatr. 2003;1:35-8.

79.   Thalib L, Gras L, Romand S, Prusa A, Bessieres MH, Petersen E, et al. Prediction of congenital toxoplasmosis by polymerase chain reaction analysis of amniotic fluid. Bjog. 2005;112(5):567-74.

80. Berrebi A, Kobuch WE, Bessieres MH, Bloom MC, Rolland M, Sarramon MF, et al. Termination of pregnancy for maternal toxoplasmosis. Lancet. 1994;344(8914):36-9.

81. Daffos F, Mirlesse V, Hohlfeld P, Jacquemard F, Thulliez P, Forestier F. Toxoplasmosis in pregnancy: Lancet. 1994 Aug 20;344(8921):541.

82. Romand S, Thulliez P. Diagnostic antenatal de la toxoplasmose. Revue Française des Laboratoires. 2003,; (353).

83. Costa J, Thulliez P, Vidaud M. Toxoplasmose congénitale : amélioration etsimplification du diagnostic prénatal. Spectra Biologie 1994; 4():43-7.

84. Wallon M, Kodjikian L, Binquet C, Garweg J, Fleury J, Quantin C, et al. Long-term ocular prognosis in 327 children with congenital toxoplasmosis. Pediatrics. 2004;113(6):1567-72.

85. Pinon JM, Dumon H, Chemla C, Franck J, Petersen E, Lebech M, et al. Strategy for diagnosis of congenital toxoplasmosis: evaluation of methods comparing mothers and newborns and standard methods for postnatal detection of immunoglobulin G, M, and A antibodies. J Clin Microbiol. 2001;39(6):2267-71.

86. Foulon W, Villena I, Stray-Pedersen B, Decoster A, Lappalainen M, Pinon JM, et al. Treatment of toxoplasmosis during pregnancy: a multicenter study of impact on fetal transmission and children's sequelae at age 1 year. Am J Obstet Gynecol. 1999;180(2 Pt 1):410-5.

87. Hohlfeld P, Daffos F, Costa JM, Thulliez P, Forestier F, Vidaud M. Prenatal diagnosis of congenital toxoplasmosis with a polymerase-chain-reaction test on amniotic fluid. N Engl J Med. 1994;331(11):695-9.

88. Villena I, Aubert D, Leroux B, Dupouy D, Talmud M, Chemla C, et al. Pyrimethamine-sulfadoxine treatment of congenital toxoplasmosis: follow-up of 78 cases between 1980 and 1997. Reims Toxoplasmosis Group. Scand J Infect Dis. 1998;30(3):295-300.

89. Schneider R, Tabet-Derraz O, Dedet JP, Belkaid M, Lamri I. [Serodiagnosis of 2,438 cases of toxoplasmosis by immunofluorescence at the Pasteur Institute of Algeria. Epidemiological and clinical corollaries]. Arch Inst Pasteur Alger. 1977;52:95-104.

90. Fendri A.H. séroprévalence de la toxoplasmose chez la femme enceinte à Constantine thèse de doctorat. 1995.

91. Guessous-Idrissi N LD, Sefiani R, Benmira A. Toxoplasmosis and rubella in Moroccan women. Results of a serological survey: . Pathol Biol (Paris) 1984 Sep;32(7):761-5.

92. Quinn TC, Wawer MJ, Sewankambo N, Serwadda D, Li C, Wabwire-Mangen F, et al. Viral load and heterosexual transmission of human immunodeficiency virus

type 1. Rakai Project Study Group. The New England journal of medicine. 2000;342(13):921-9.

93. Bouratbine A, Siala E, Chahed MK, Aoun K, Ben Ismail R. [Sero-epidemiologic profile of toxoplasmosis in northern Tunisia]. Parasite. 2001;8(1):61-6.

94. Lapierre J VV, Amedone A, Holler C, Tourtrschaeffer C & AGBO N - Première enquête séro-immunologique sur la toxoplasmose au Togo. . Méd Trop. 1984; 44, 319-322.

95. Tourte-Schaefer C, Dupouy-Camet J, Lapierre J. Contribution à l'étude de la toxoplasmose chez les femmes enceintes au C.H.U. de Lomé (Togo). Médecine d'Afrique Noire. 1987;34(7):639-41.

96. Candolfi E BMKT-. Approche de la toxoplasmose à Pointe-Noire. Etude sur un échantillon de 310 sujets.. Bull Soc Pathol Exot, . 1993,;86, 358-362.

97. Makuwa M LM, Nsimba B, Bakoue-Tele J & Lounana- Kouta J - Toxoplasmose et la femme enceinte au Congo. Bilan de 5 ans de dépistage (1986-1990). . Méd Afr Noire. 1992;39, 493-495.

98. Onadeko MO JD, Payne RA & Francis J – The prevalence of toxoplasma antibodies in pregnant Nigerian women and the occurrence of stillbirth and congenital malformation. . Afr J Med Med Sci. 1996; 25, 331-334.

99. Deniau M LRMP-. Toxoplasmose et femmes enceintes au Cameroun. . . Méd Afr Noire. 1987;34, 643-648.

100. Nabias R NA, Mogot-Niabas F, Mboumitsimbi RA & Lansoud-Soukate J - Enquête sérologique sur la toxoplasmose chez les consultants du centre de PMI de Franceville (Gabon). Bull Soc Pathol Exot. 1998; 91, 318-320.

101. Lelong B RB, Candolfi E, Ravelojaona BJ, et al. - Prévalence de la toxoplasmose dans une population de femmes enceintes à Tananarive (Madagascar). . Bull Soc Pathol Exot 1995;88, 46-49.

102. Elnahas A GA, Elbashir MI, Eldien ES, Adam I. . Toxoplasmosis in pregnant Sudanese women. . Saudi Med J 2003;24: 868e70.

103. Maiga Y SMMM-. Toxoplasmose à Bamako (République du Mali). Prévalence de l'affection chez les femmes en âge de procréation. . Méd Trop 1984;44, 319-322.

104. Dumas N LGB, Digoutte JP & Seguela JP - Toxoplasmose en République du Sénégal. Sondage séroépidémiologique. . Bull Soc Pathol Exot. 1990; 83, 283-285.

105. Diallo S NO, Dieng Y, Leye A, Dieng T et al. . Séroprévalence de la toxoplasmose à Dakar (Sénégal) en 1993 : étude chez les femmes en période de procréation. . Cahiers Santé. 1996; 6, 102-106.

106. Jones JL K-MD, Wilson M, McQuillan G, Navin T, McAuley JB. . Toxoplasma gondii infection in the United States: seroprevalence and risk factors. . Am J Epidemiol. 2001;154:357-65.

107. Breurec S B-AA, Baumann E, Miègeville M, Billaud E . . Evaluation of toxoplasmosis seroprevalence among 2416 women of childbearing age followed at the Pasteur Institute of New CaledoniaBull Soc Pathol Exot 2004;Nov;97(4):271-3.

108. Bobic B JI, Marinkovic J, Sibalic D, Djurkovic-Djakovic O: . Risk factors for Toxoplasma infection in a reproductive age female population in the area of Belgrade, Yugoslavia. . Eur J Epidemiol 1998; 14:605-10.

109. Sever JL ET, Ley AC, et al. . Toxoplasmosis: matemal and pediatric fidings in 23,000 pregnancies. . Pediatrcs. l988;82(2): 18 1-1 92.

110. Spalding SM, Amendoeira MR, Klein CH, Ribeiro LC. Serological screening and toxoplasmosis exposure factors among pregnant women in South of Brazil. Rev Soc Bras Med Trop. 2005;38(2):173-7.

111. Doehnng E R-O, Bauer O, et ai. . Toxoplasma gondii antibodies in pregnant women and their newboms in Dar es Salaam, Tanzania Am J Trop Med Hyg 1995;52(6):546-548.

112. Lebech M LS, Petersen E. . Prevalence, incidence and geographic distribution of Toxoplasma gondii antibodies in pregnant women in Denmark. Scand J Infect Dis 1993;25(6):75 1-756.

113. Sema Ertug PO, Munevver Turkmen and Hasan Yukse Seroprevalence and risk factors for toxoplasma infection among pregnant women in Aydin province, Turkey l4 BMC Public Health 2005; 5:66.

114. Sousa W CS, Lopes C, Dos Santos C, Neves N, Crus A. . Epidemiological aspects of toxoplasmosis in school children residing in localities in the urban or rural characteristics within the city of Rio de Janeiro, Brazil. Mem Inst Oswaldo Cruz 1987;82:457.

115. Stray-Pedersen B PJ, Omland T. Estimations of the Incidences of Toxoplasma infections arnong pregnant women fkom different areas in Norway. ; . . Scand J Uifect dis. 1979;1 1 :247-252.

116. Mariza Martins Avelino DCJ, Josetti Barbosa de Parada and Ana Maria de Castro. Risk Factors for Toxoplasma gondii Infection in WomenThe Brazilian Journal of Infectious Diseases ;. 2004;8(2):164-174.

117. .Ades AE PS, Gilbert R, Tookey PA, Berry T, Hjelm M, Wilcox AH, Cubitt D, Peckham CS: . Maternal prevalence of Toxoplasma antibody based on anonymous neonatal serosurvey: a geographical analysis. . Epidemiol Infect 1993;110(1):127-33.

118. Studenicova C, Bencaiova G, Holkova R. Seroprevalence of Toxoplasma gondii antibodies in a healthy population from Slovakia. Eur J Intern Med. 2006;17(7):470-3.

119. Gibson CL. Distribution of Toxoplasma antibodies in comparable urban and rural groups. Public Health Rep. 1956;71(11):1119-23.

120.   Buffolano W, Gilbert RE, Holland FJ, Fratta D, Palumbo F, Ades AE. Risk factors for recent toxoplasma infection in pregnant women in Naples. Epidemiol Infect. 1996;116(3):347-51.

121.   Singh S PA. Incidence and prevalence of toxoplasmosis in Indian pregnant women: a prospective study. . Am J Reprod Immunol. 2004;52:276e83.

122.   Cook AJ GR, Buffolano W, et al. . Sources of Toxoplasma infection in pregnant women: . European multicentre case-control study BMJ 2000;321:142-147.

.

123.   Adoubryn K. D. OJ, Nemer J et al. . Serological survey of acquired toxoplasmosis in women in child-bearing age in Yopougon (Abidjan, Côte d'Ivoire). Bull Soc Pathol Exot. 2004; 97, 5, 345-348.

124.   Bartova E, Dvorakova H, Barta J, Sedlak K, Literak I. Susceptibility of the domestic duck (Anas platyrhynchos) to experimental infection with Toxoplasma gondii oocysts. Avian Pathol. 2004;33(2):153-7.

125.   Villena I AD, Gomis P, Ferté H, Inglard M, Denis-Bisiaux H, Dondon JM, Pisano E, Ortis N, Pinon JM. Evaluation of a strategy for Toxoplasma gondii oocyst detection in water. Appl Environ Microb. 2004;70:4035-9.

126.   Lindsay DS DJ, Butler JM, Blagburn BL. . Mechanical transmission of Toxoplasma gondii oocysts by dogs. Vet Parasitol 1997 15;73:27-33.

127.   Frenkel J, Ruiz Ir. Endemicity of toxoplasmosis in Costa Rica. . Am J Epidemiol 1981;1 l3(3):254-%69.

128.   MacKnight KT, Robinson HW. Epidemiologic studies on human and feline toxoplasmosis. . J Hyg Epidemiol Microbiol Immun01 l992;36(1):37-48.

129.   Wallace GD ZV, Gajdusek DC. Toxoplasmosis and cats in New Guinea. . Am J Trop Med Hyg 1974;23:8-14.

130.   Dubey JP. Re-examination of resistance of Toxoplasma gondii tachyzoites and bradyzoites to pepsin and trypsin digestion. Parasitology. 1998;116(Pt 1):43-50.

131.   Skinner LJ, Timperley AC, Wightman D, Chatterton JM, Ho-Yen DO. Simultaneous diagnosis of toxoplasmosis in goats and goatowner's family. Scand J Infect Dis. 1990;22(3):359-61.

132.   Dubey JP, Saville WJ, Stanek JF, Reed SM. Prevalence of Toxoplasma gondii antibodies in domestic cats from rural Ohio. J Parasitol. 2002;88(4):802-3.

133.   Wallace GD. Experimental transmission of Toxoplasma gondii by cockroaches. J Infect Dis. 1972;126(5):545-7.

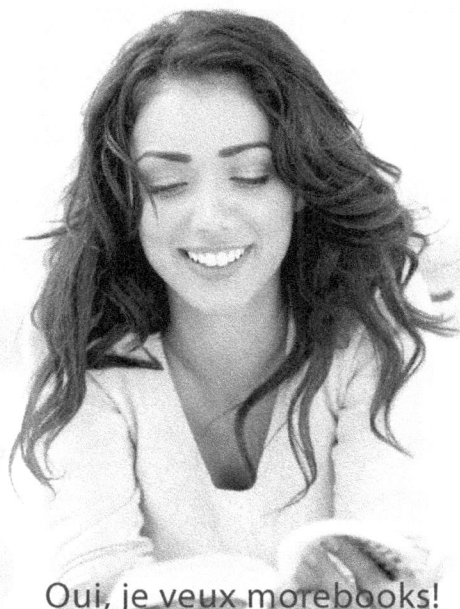

www.ingramcontent.com/pod-product-compliance
Lightning Source LLC
Chambersburg PA
CBHW021605210326
41599CB00010B/612